Lutz von Werder / Barbara Schulte-Steinicke / Brigitte Schulte

Die heilende Kraft des Schreibens

Lutz von Werder / Barbara Schulte-Steinicke /
Brigitte Schulte

Die heilende Kraft des Schreibens

Patmos Verlag

Wichtiger Hinweis:
Dieses Buch enthält Übungen, die eine intensive psychologische Wirkung haben und tiefgehende Selbsterfahrungsprozesse in Gang bringen können. Sie setzen daher psychische Belastbarkeit voraus. Bei bestehender oder auch befürchteter psychischer Labilität sollte ärztlicher oder psychotherapeutischer Rat eingeholt werden, bevor die Übungen durchgeführt werden. Dies gilt auch, falls während oder kurz nach einer Übung Beschwerden auftreten.
Sämtliche Übungen in diesem Buch werden von den Leserinnen und Lesern auf eigene Verantwortung durchgeführt. Deshalb sind Haftungsansprüche gegenüber Verlag und Autoren grundsätzlich ausgeschlossen.

FSC www.fsc.org
MIX
Papier aus verantwortungsvollen Quellen
FSC® C103849

Für die Schwabenverlag AG ist Nachhaltigkeit ein wichtiger Maßstab ihres Handelns. Wir achten daher auf den Einsatz umweltschonender Ressourcen und Materialien. Dieses Buch wurde auf FSC®-zertifiziertem Papier gedruckt. FSC (Forest Stewardship Council®) ist eine nicht staatliche, gemeinnützige Organisation, die sich für eine ökologische und sozial verantwortliche Nutzung der Wälder unserer Erde einsetzt.

Bibliografische Information der Deutschen Nationalbibliothek
Die Deutsche Nationalbibliothek verzeichnet diese Publikation in der Deutschen Nationalbibliografie; detaillierte bibliografische Daten sind im Internet über http://dnb.d-nb.de abrufbar.

www.patmos.de

Umschlaggestaltung: Finken & Bumiller, Stuttgart
Druck: Himmer AG, Augsburg
Hergestellt in Deutschland
ISBN 978-3-8436-0087-3

Inhalt

Einleitung

Die Erfahrung heilsamer Wirkung des Schreibens kennen die meisten Menschen mehr oder weniger intensiv: Wir greifen nicht nur in Krisenzeiten, nicht nur als jugendliche Tagebuchschreiberinnen und -schreiber zu Papier und Stift, um uns die Sorgen von der Seele zu schreiben, um Entscheidungs- und Klärungsprozesse voranzutreiben, um unsere Erinnerungen zu ordnen oder uns in den Zusammenhängen unseres Lebens genauer zu verstehen.

Der folgende Text stammt von einer Klientin in der Eingangsphase ihrer Psychotherapie:[1]

Stress. Depressionen. Wieder einmal. Düsternis in mir und Düsternis um mich herum. Obwohl die Sonne draußen scheint. Oder gerade weil die Sonne scheint? Ich sollte mich freuen. Ich sollte rausgehen. Ich sollte jemanden anrufen und mich verabreden. Soziale Kontakte pflegen und etwas für meine Gesundheit tun. Ich sollte, sollte, sollte … Sind es die vielen »sollte«, die mich so deprimieren?

Einige Zeit später entstand in der Therapie derselben Klientin der folgende Text:

Tage des Wartens
Grau
Wolken stehen drohend
Der Wind schlägt
Zu
Wie lange noch?

Zwei Texte, zwei Textformen. Einmal ein teils assoziativ fließender, teils reflektierender und konstatierender Text, und einmal ein metaphorisch angereichertes Wortgemälde. Auf unterschiedliche Weise sprechen sie uns an: Der eine lädt vielleicht eher zum Nachvollziehen, der andere womöglich vor allem zum Mitempfinden ein. Und gerade diese beiden Wege, eigenes Erleben, auch eigenes Leid im Schreiben handhabbarer zu machen, tragen unserer Erfahrung nach zum Phänomen bei, dass Schreiben therapeutisch wirksam ist: Es geht um Selbstreflexion *im* Schreiben und um Gefühlstransformation *durch* Schreiben.

Um beides bemühen sich Menschen seit alters her: darum, sich selbst schreibend genauer zu verstehen, als dies durch reines Nachdenken möglich ist, *und* darum, schreibend ihre Gefühle auszudrücken: direkt, zur spontanen Entlastung, und auch scheinbar verfremdet, in Metaphorik und Bildersprache verpackt. Es ist aber nur eine *scheinbare* Verfremdung, denn zu allen Zeiten half bildhafte Sprache, etwas auszudrücken, das schwer auszudrücken und schwer zu fassen ist, und so konnte sie womöglich auch dazu beitragen, etwas leichter zu nehmen, das schwer zu ertragen ist, und helfen, neue Perspektiven und Lösungen zu entwickeln. Diese bildhafte Sprache findet sich:

- in der Literatur, wo sie gerade im Gedicht oder im Märchen Raum schenkt für eigene innere Bilder, eigenes Phantasieren und Assoziieren, und
- in Philosophie, Psychologie und Psychotherapie, namentlich in tiefenpsychologisch fundierten Ansätzen, in denen die Bildersprache des Unbewussten in Form von Traumbildern, Assoziationen und Imaginationen stets eine besondere Rolle gespielt hat.

Das Beispiel der beiden eben vorgestellten Texte mag dies verdeutlichen. Der erste Text ist eindeutig: Mit jedem neuen Satz erscheint ein neues »Sollte« – so lange, bis der Schreiberin selbst auffällt, wie belastend diese vielen »Sollte« doch für sie geworden sind. Ja, womöglich sind sie der eigentliche Grund für viele belastende Gefühle, für ihre depressiv getönte Lust- und Antriebslosigkeit? Wer immer nur »soll«, hat nicht mehr viel Kraft, auch noch etwas zu »wollen« …

Einer solchen Erkenntnis entzieht sich der Mensch umso schwerer, je eindeutiger sie zu belegen ist, und da hilft natürlich der Text, der vor uns liegt – vor ihm können wir die Augen nicht einfach verschließen, unseren Verstand nicht einfach abstellen, wie dies bei Gedanken, die uns nicht behagen, eher möglich ist. Der Text wirkt also anders, intensiver nach, setzt einen Prozess der Selbsterkenntnis in Gang. Dies umso mehr, als bereits die Methode des Schreibens selbst therapeutisch wirkt: Die serielle Wiederholung, in diesem Fall das mehrmalige Schreiben der Wörter »Ich sollte …«, ist schon an sich ein Mittel zu verdeutlichen, wie viel mir ein Phänomen bedeutet. Wenn ich es so oft aufschreibe, wie mir etwas Passendes dazu einfällt, kann ich leicht überprüfen, wie wichtig oder wie unwichtig mir dieser Aspekt ist.

Der zweite Text, das Gedicht, ermöglicht eine andere Art und Weise, uns mit uns selbst auseinanderzusetzen, denn es lebt vom bildhaften Ausdruck. Das Gedicht unserer Autorin ist getragen von der Stärke der Aufeinanderfolge innerer Bilder, die aus der Natur entlehnt sind – und die dabei zunächst eine Art Statik, eine Bewegungslosigkeit präsentieren. Das erste Bild der »grauen Tage« wirkt zunächst noch nicht besonders überraschend – ist es doch ein Bild, das häufig in Unterhaltungsliteratur und Popmusik benutzt wird, um eine bestimmte melancholische Stimmung auszudrücken. Es ist uns auch genau deshalb allen vertraut, es steht fast jedem Menschen unserer Kultur in seiner Symbolik zur Verfügung, und so stellt es für unsere Schreiberin einen guten Einstieg dar – einen Einstieg in die Welt der inneren Bilder, so, wie sich die Alltagskultur ihrer eben bemächtigt hat.

Die Autorin nutzt diesen Einstieg und findet hierüber Zugang zu ihrer ganz eigenen inneren Welt: Über die »drohenden Wolken« findet sie zu einem individuelleren Ausdruck und kommt zum »zuschlagenden Wind«. Sie eröffnet damit sich selbst und natürlich auch uns als Lesenden einen Einblick in ihr ganz individuelles Erleben der Melancholie des Warten-Müssens, des Nichts-Bewirkens oder Nichts-voran-treiben-Könnens: Die Kraft des Windes ist als Energie nicht (mehr) fassbar, sie existiert, ohne nutzbar zu sein, sie provoziert geradezu und gibt damit ein Stimmungsbild, das recht genau das damalige Lebensgefühl der jungen Frau zusammenfasst:

»Egal, was ich tue, nichts kommt an, keiner hört mir zu, die Kraft verpufft – und die lachen sich eins – oder vielleicht auch nicht? Nicht immer? Früher war es so, ich war die Kleinste zu Hause, dann meine körperliche Schwäche aufgrund der chronischen Krankheit. Immer warten, dass sie mich auslachen, manchmal mochte ich ja schon gar kein Lachen mehr hören um mich, das war auch schlimm«, so fasst sie etwa zur gleichen Zeit ihre innere Verfassung im Rahmen eines therapeutischen Gesprächs zusammen. Im Gedicht schließt sie ebenfalls mit einem – wesentlich kürzeren – Resümee: »Wie lange noch?«, fragt sie und richtet damit den Blick auf genau die entgegengesetzte Seite dessen, was sie in der Therapiesitzung anspricht: Dort geht es um das »Früher«, um das, was war, hier im Text dagegen, fast zeitgleich, um das »Später«, um das, was noch kommen mag oder kommen könnte. »Wie lange noch?« drückt auch die Sehnsucht aus, anders, freier, lebensfroher den eigenen Weg zu gehen, vielleicht vertrauensvoller, und genau um diese Fragen ging es dann auch in den nächsten therapeutischen Sitzungen.

Viele Menschen haben genau diesen Effekt erlebt: Schreiben befreit. Viele tun es tagtäglich, andere unregelmäßig: im Tagebuch, im Journal, auf Zetteln, in Notizbüchern, auf Hefträndern und in Zeitplanern werden Gedanken notiert, Gefühle, Ideen, Assoziationen und Pläne festgehalten. Wünsche und Träume werden aufgeschrieben, reflektiert, noch einmal bedacht – und manchmal dann in einem nächsten Schritt umgesetzt, manchmal auch rasch wieder vergessen. Das Bedürfnis, der Impuls, etwas aufzuschreiben, kann so stark sein, dass das nächstbeste Stück Papier genutzt wird, und schon im nächsten Moment ist dann vielleicht ein Thema klarer geworden, eine Frage hat sich beantwortet, oder es hat sich einfach die Stimmung gehoben, die innere Anspannung ist gewichen oder sie ist geringer geworden. Wie auch immer: Es funktioniert – im Alltag, in Krisensituationen oder auch in der Therapie.

Die Geschichte der schreibenden Selbstreflexion ist fast ebenso alt wie die Geschichte der Schrift – ja, vielleicht hat sogar die Entwicklung der Schrift unsere Fähigkeit, uns selbst zu reflektieren, und damit den Prozess der Bildung menschlichen Bewusstseins entschieden mit beeinflusst und vorangetrieben.

Doch wie funktioniert es? Was passiert eigentlich, wenn Menschen Gedanken oder Gefühle zu Papier bringen und damit in ihrem Hirn und in ihren Emotionen Ordnung schaffen? Wie verlässlich ist dieses Vorgehen? Schafft das jeder Mensch zu jeder Zeit? Wann können wir die Therapeutin oder den Coach brauchen, die uns dabei unterstützen? In diesem Buch wollen wir uns mit diesen Fragen befassen. Wir wollen untersuchen:

- wie seit alters her Menschen das Schreiben verwendeten, um sich emotional zu befreien und ihre Gedanken zu klären,
- wie die Väter und Mütter der modernen Psychotherapie dieses Potential bereits – teils gezielt, teils eher indirekt – zu nutzen wussten, und was die moderne Forschung zu diesem Phänomen zu sagen hat, und vor allem:
- wie Menschen dieses Potential ganz gezielt für sich im Alltag nutzen können. Wir wollen in diesem Buch Methoden vorstellen, wie wir uns selbst schreibend besser verstehen und die unterschiedlichsten Lebens- und auch Leidenssituationen schreibend leichter bewältigen können. Dabei geht es – wie aus den beiden zitierten Beispielen deutlich geworden ist – um Selbsterforschung und um Literarisierung als

Wege, uns schreibend auch unseren unbewussten Seelenanteilen zu nähern.

Im ersten Teil des Buches wenden wir uns den therapeutischen Effekten des Schreibens zu und zeigen auf, wie stark sie an Grundlagen der Tiefenpsychologie anknüpfen. In Kapitel 1 und 2 zeigen die Geschichten berühmter Philosophen, Dichterinnen und Psychotherapeuten, wie sie sich durch das Schreiben von Tagebüchern, Gedichten und Selbstreflexionen zu verstehen und entwickeln suchten. Es ist aber auch ohne weiteres möglich, die Theorie zu überspringen, gleich mit dem zweiten Buchteil zu beginnen und konkrete Übungen auszuprobieren.

Die Übungen in Kapitel 3 »Das Erinnern üben« empfehlen wir allen Leserinnen und Lesern zum Einstieg: Hier geht es um eine tiefenpsychologisch fundierte schreibende Erinnerungsarbeit und Selbstreflexion, wie auch um das Kennenlernen der wichtigsten selbsttherapeutischen Schreibmethoden. In kleinen Übungen eignen Sie sich die Grundlagen therapeutischen Schreibens an und gewinnen erste Zugänge zur schreibenden Auseinandersetzung mit der Frage: »Wer bin ich?«

In Kapitel 4 »Erfahrungen schreibend wiederholen und verstehen – ›die heilende Biografie‹« geht es dann gezielter sowohl um das Verarbeiten spezifischer Themen der eigenen Geschichte als auch um aktuelle Anliegen und Lebensfragen. Hier haben wir wichtige Stationen und Aufgaben in der Lebensgeschichte eines jeden Menschen sowie die typischen Störungsmuster anhand von Beispielen aufgeführt und dazu konkrete Schreibübungen vorgeschlagen. Sie können dann auswählen, ob Sie sich chronologisch daran orientieren möchten oder ob Sie an den speziellen Themen und Fragestellungen der einzelnen Kapitel arbeiten möchten, die Sie gerade besonders bewegen.

Die Übungen, die wir in sämtlichen Themenbereichen anbieten, folgen dem von Sigmund Freud für die therapeutische Arbeit entwickelten Dreischritt »Erinnern, Wiederholen, Durcharbeiten«. Hiermit ist gemeint, dass es im ersten Schritt um Selbstvergewisserung geht, d. h. um ein genaueres Verständnis unserer selbst durch gezielte Auseinandersetzung mit den eigenen Erinnerungen und Gedanken. Häufig genug bringt schon diese innere Auseinandersetzung eine Menge an Klärung. Wenn wir dann meinen, genauer zu verstehen, was uns bewegt, brauchen wir manchmal aber auch weitere Hilfen, um zu entscheiden, was zu tun ist. Dann geht es zunächst um wiederholende Auseinandersetzung mit der eigenen Person und später ums genauere »Durcharbeiten« der Angelegenheit. Entsprechend baut sich unsere Übungsfolge in diesem Kapitel auf.

Das Kapitel 5 enthält Angebote, Texte so zu gestalten, dass Sie sie auf einem nächsten Schritt in Ihrer Lebensgeschichte begleiten: Es geht um das Weiterschreiben der eigenen Biografie, um das Entwickeln und schreibende Ausprobieren neuer Lösungsstrategien, um Möglichkeiten, Ihre Wünsche, Träume und Pläne auszuloten und schreibend einmal probehalber umzusetzen. Hier schlagen wir auch Wege vor, Ihre Texte so zu gestalten, dass sie literarisch »runder« werden, dass Sie sie vielleicht verschenken oder auch einmal vortragen können.

In unserem Buch greifen wir immer wieder auf Übungen aus der psychotherapeutischen Praxis zurück – mit klarer Maßgabe, wie sie auch in der Psychotherapie gilt: Solche Übungen sind eben immer nur Übungen, niemals bereits Psychotherapie an sich! Sie unterstützen bei der schreibenden Selbstreflexion, bei stärkerem Leid ersetzen sie jedoch nicht die helfende Beziehung zu einer Psychotherapeutin oder einem Psychotherapeuten.

Deshalb: Wenn Sie den Eindruck haben, dass Sie mit dem Schreiben hier nicht weiterkommen, wenn Sie während oder kurz nach einer Schreibübung Beschwerden entwickeln oder wenn Sie wissen bzw. befürchten, dass Sie zur Zeit psychisch nicht stabil und gesund sind, dann suchen Sie eine psychotherapeutische Praxis auf. Wenn Sie sich bereits in psychotherapeutischer Behandlung befinden, sollten Sie vor der Durchführung der Übungen mit Ihrem Arzt oder Ihrer Psychotherapeutin sprechen. Dies gilt für sämtliche Übungen, denn alle können eine besonders tiefgehende Wirkung entfalten und dadurch sehr intensiv werden – das ist zwar erwünscht, aber um sie durchführen zu können, ist eine entsprechende psychische Stabilität unabdingbare Voraussetzung! Haben Sie also mit sich Geduld: Sollten Sie für die Übungen psychisch nicht fit genug sein, schieben Sie sie erst einmal auf und arbeiten Sie an Ihrer psychischen Stabilisierung.

Denken Sie also bitte daran: Sämtliche Übungen in diesem Buch führen Sie auf eigene Verantwortung durch!

Wenn Sie Fragen stellen, uns einfach Ihre Meinung zum Buch mitteilen oder uns Texte schicken möchten, die Sie in der Auseinandersetzung mit unseren Übungen geschrieben haben, dann freuen wir uns und werden hierauf auch gerne eingehen.

Teil I
Was ist Schreibtherapie?

I. Schreibende Selbsttherapie – Beispiele berühmter Dichterinnen und Denker der abendländischen Geschichte

Schreiben mit dem Ziel, sich selbst zu erkennen, Leiden zu artikulieren und Ressourcen aufzuspüren, gibt es seit Entstehen der europäischen Hochkultur. Dieser selbstanalytische Weg beginnt mit dem Motto »Erkenne dich selbst«, das am Nordportal des Apollontempels in Delphi als Aufforderung und innerstes Gebot für griechische Intellektuelle bereits seit dem Jahr 500 v. Chr. zu lesen war. In der mehr als zweitausendjährigen Geschichte des Abendlandes lassen sich verschiedene Erscheinungsformen heilenden Schreibens unterscheiden. Dabei wird ein wichtiger Fortschritt deutlich: Vom philosophischen Schreiben in der griechischen Antike über das autobiografische und literarische Schreiben als rein private Kunst geht die Entwicklung hin zum therapeutischen Schreiben als Wissenschaft und Berufspraxis: Mitte des 20. Jahrhunderts entwickelt sich das Schreiben im Rahmen der amerikanischen Poetry Therapy erstmals als eigenständige Therapieform.

Dieses Kapitel gibt anhand ausgewählter Beispiele einen schlaglichtartigen Einblick in das heilende Schreiben als literarische Selbsterforschung – und weckt vielleicht Ihr Interesse an weiterführender Lektüre. Literarische Formen der Selbstdarstellung wie Chroniken, Lebensläufe, Erinnerungen gehören zu den ältesten Gattungen der abendländischen Literatur und zeigen ein tiefliegendes menschliches Bedürfnis, durch Erinnerung, Literarisierung und Reflexion eine heilsame Distanz zum eigenen Erleben und zur eigenen Lebensführung zu gewinnen.

Philosophisches Schreiben in der Antike (ab 500 v. Chr.)

»Erkenne dich selbst« und »Werde, der du bist« – Letzteres eine Weisheit des altgriechischen Dichters Pindar – sind Maximen für die Selbsterforschung in der Antike. »Ich durchforste mich selbst« heißt ein von Heraklit hinterlassenes Fragment, in dem er zu dem Ergebnis kommt: »Wie sehr du dich auch bemühst, den Grund der Seele wirst du nicht finden, so grenzenlos ist sie.« Sokrates forderte die Selbstanalyse, und sein Schüler Platon berichtete in philosophischen Mythen von der Reise der Seele auf dem Rückgrat des Weltalls, wo die Ideen, die im Alltag verschüttet sind, direkt ansichtig werden. Aus diesen Quellen entstand bei den Stoikern der Spätantike die Methode der schriftlichen Konzentrations- und Meditationsübung über wesentliche Lebensthemen. Der Philosophenkaiser auf dem römischen Thron, Marc Aurel, entwickelte als Methode der Selbsterforschung das Selbstgespräch und leitete damit die Tradition der Selbsterforschung als Selbstkritik ein.

Die Bekenntnisse des heiligen Augustinus (um 400)

Mit den um das Jahr 400 entstandenen *Confessiones* des Kirchenvaters Augustinus, einer Lebensbeichte vor Gott als chronologische Erzählung, liegt die erste uns bekannte autobiografische Schrift vor, die einem modernen Verständnis entspricht. Augustinus beschreibt seine Lebensentwicklung sowie seine inneren Kämpfe, die ihm letztendlich den Weg zur eigenen Identität bahnen.

Wehe mir! Sage mir, o mein Herr und mein Gott, um deiner erbarmenden Liebe willen, was du mir bist. Sprich zu meiner Seele: Ich bin deine Hilfe. So sprich, auf daß ich dich hören kann. Siehe meines Herzens Ohr lauschend vor dir; erschließe es, o Herr, und sprich zu meiner Seele: Ich bin deine Hilfe. Betend will ich folgen dieser Stimme und dich ergreifen. Verbirg dein Angesicht nicht vor mir, ich will sterben, damit ich (ewig) lebe und dich schaue von Angesicht zu Angesicht.
Eng ist das Haus meiner Seele, erweitere es, daß es werde deine Wohnung. Hinfällig ist es, darum erneuere es. Flecken sind darin enthalten, welche dein Auge beleidigen, gern bekenne ich es, aber wer wird es reinigen? Oder wem anders als dir kann ich zurufen: Mache mich rein von verborgenen Fehlern und bewahre deinen Knecht vor fremder Missetat. Ich glaube, darum rede ich, Herr, du weißt es ja. Habe ich dir nicht, mein Gott, mein Vergehen bekannt, und hast du mir nicht vergeben meines Herzens Ruchlosigkeit? [2]

Jean-Jacques Rousseau: *Die Bekenntnisse* (1770)

Ausgelöst durch psychische Krisen, die sich in paranoiden Schüben zeigten, verfasste der große Aufklärer, Philosoph und Schriftsteller Jean-Jacques Rousseau zwischen 1765 und 1770 seine *Bekenntnisse*, um Klarheit über sein Leben zu erlangen. Dieses Werk gehört zur Weltliteratur und löste in seiner Nachfolge eine wahre Welle autobiografischer Schriften aus. Rousseau zeigt seine innere Entwicklung auf; dabei stellt die »Aufrichtigkeit« einen zentralen Wert für ihn dar:

Ich beginne ein Unternehmen, das ohne Beispiel ist und das niemand nachahmen wird. Ich will meinesgleichen einen Menschen in der ganzen Naturwahrheit zeigen, und dieser Mensch werde ich sein. Ich allein. Ich lese in meinem Herzen und kenne die Menschen. Ich bin nicht wie einer von denen geschaffen, die ich gesehen habe; ich wage sogar zu glauben, daß ich nicht wie einer der Lebenden gebildet bin. Wenn ich nicht besser bin, so bin ich wenigstens anders. Ob die Natur wohl oder übel daran tat, die Form zu zerstören, in die sie mich goß, kann man erst beurteilen, nachdem man mich gelesen hat. Mag die Trompete des Jüngsten Gerichts wann immer erschallen, ich werde mit diesem Buch in der Hand mich vor den obersten Richter stellen. Ich werde laut sagen: »So tat ich, so dachte ich, so war ich! Ich habe das Gute und das Böse mit dem gleichen Freimut erzählt. Ich habe nichts Schlimmes verschwiegen, nichts Gutes zugesetzt, und wenn es mir manchmal begegnete, daß ich einen bedeutungslosen Zierrat verwandte, so geschah es nur, um eine Lücke zu füllen, die mir mangelnde Erinnerung verursachte. Ich habe als wahr voraussetzen können, was, wie ich wusste, wahr sein konnte, nie das, was meines Wissens falsch war. Ich habe mich so gezeigt, wie ich bin. Verächtlich und niedrig, wenn ich es war, gut, edelmütig, groß, wenn ich es war. Ich habe mein Inneres entblößt, so wie du es selbst gesehen hast. Ewiges Wesen, versammle um mich die unzählbare Schar meiner Mitmenschen; sie sollen meine Bekenntnisse hören, über meine Schwächen seufzen und über meine Nöte erröten. Jeder von ihnen enthülle seinerseits sein Herz mit der gleichen Aufrichtigkeit zu den Füßen deines Throns, und dann möge auch nur einer dir sagen, wenn er es wagt: Ich war besser als dieser Mensch da!«
Ich bin in Genf im Jahre 1712 von der Bürgerin Suzanne Bernard, Ehefrau des Bürgers Isaak Rousseau, geboren [...].[3]

Annette von Droste-Hülshoff: *Am Turme* (1842)

Das Gedicht *Am Turme* der westfälischen Dichterin Annette von Droste-Hülshoff zeigt die Sehnsüchte nach Freiheit und Abenteuer einer jungen Frau, die sich mit der ihr von der Gesellschaft zur Zeit des Biedermeier zugedachten Rolle nicht zufrieden geben mag und wenigstens im Tagtraum ihrem wahren Selbst nahezukommen versucht. Vieles spricht für den autobiografischen Charakter des Gedichts, da die Droste selbst ein äußerst eingeschränktes und zurückgezogenes Leben geführt hat. Anders als Augustinus oder Rousseau setzt sie sich aber nicht selbstanalytisch mit ihrem Leben oder den Lebensbedingungen der Frauen ihrer Zeit auseinander, sondern sucht in der literarischen Form und im Tagtraum eine utopische Möglichkeit, Grenzen und Konventionen zu überschreiten.

Am Turme

Ich steh auf hohem Balkone am Turm,
Umstrichen vom schreienden Stare,
Und laß gleich einer Mänade den Sturm
Mir wühlen im flatternden Haare;
O wilder Geselle, o toller Fant,
Ich möchte dich kräftig umschlingen,
Und, Sehne an Sehne, zwei Schritte vom Rand
Auf Tod und Leben dann ringen!

Und drunten seh' ich am Strand, so frisch
Wie spielende Doggen, die Wellen
Sich tummeln rings mit Geklaff und Gezisch,
Und glänzende Flocken schnellen.
O, springen möcht' ich hinein alsbald,
Recht in die tobende Meute,
Und jagen durch den korallenen Wald
Das Walroß, die lustige Beute!

Und drüben seh' ich ein Wimpel wehn
So keck wie eine Standarte,
Seh' auf und nieder den Kiel sich drehn
Von meiner luftigen Warte;

O, sitzen möcht' ich im kämpfenden Schiff,
Das Steuerruder ergreifen,
Und zischend über das brandende Riff
Wie eine Seemöwe streifen.

Wär' ich ein Jäger auf freier Flur,
Ein Stück nur von einem Soldaten,
Wär' ich ein Mann doch mindestens nur,
So würde der Himmel mir raten;
Nun muß ich sitzen so fein und klar,
Gleich einem artigen Kinde,
Und darf nur heimlich lösen mein Haar,
Und lassen es flattern im Winde![4]

Christa Wolf: *Kindheitsmuster* (1976)

Christa Wolfs Anliegen besteht darin, ihr gegenwärtiges Verhalten und Erleben durch ihre Erinnerungsarbeit besser zu verstehen; Gegenwart und Vergangenheit scheinen somit eng miteinander verwoben. Deshalb weist das Buch auch keine einheitlich chronologische Erzählstruktur auf, sondern bewegt sich auf drei Zeitebenen: Christa Wolf wechselt zwischen der Gegenwart der Niederschrift des Buches, ihrer Kindheit und Jugend und einer Reise zu den Orten der Kindheit, die der Niederschrift vorausging. Die Autobiografie beginnt folgendermaßen:

Das Vergangene ist nicht tot; es ist nicht einmal vergangen. Wir trennen es von uns ab und stellen uns fremd. Frühere Leute erinnerten sich leichter: eine Vermutung, eine höchstens halbrichtige Behauptung. Ein erneuter Versuch, dich zu verschanzen. Allmählich, über Monate hin, stellte sich das Dilemma heraus: sprachlos bleiben oder in der dritten Person leben, das scheint zur Wahl zu stehen. Das eine unmöglich, unheimlich das andere. Und wie gewöhnlich wird sich ergeben, was dir weniger unerträglich ist, durch das, was du machst.[5]

Schreiben: Klarheit über sich selbst bekommen

Ziehen wir an dieser Stelle ein kleines Fazit. Die Textauszüge dieses Kapitels zeigen durchaus Unterschiede in der dargestellten Schreibsituation und im Schreibstil: Augustinus' Text richtet sich an Gott als Beichtvater, Rousseau an ein breites zeitgenössisches Publikum; die beiden Schriftstellerinnen hingegen verzichten auf ein imaginäres Gegenüber, Annette von Droste-Hülshoff verschränkt Imagination und Selbstreflexion in sprachlichen Bildern, Christa Wolf berichtet von einem Schreibprozess der persönlichen Selbstvergewisserung. Trotz aller Unterschiede vereint die Autorinnen und Autoren über die Jahrtausende hinweg jedoch ein zentrales Motiv: Es ist der Wunsch, Klarheit über das eigene Leben zu erlangen; Akzeptanz, Selbstfindung und Individuation sind dafür die wesentlichen Begriffe.

Dieses Bestreben wird von unzähligen Amateuren geteilt, die vor allem Tagebücher, autobiografische Skizzen oder Gedichte verfassen. Schätzungsweise ein Drittel aller Jugendlichen führt regelmäßig ein Tagebuch,[6] und für manche Menschen in psychischen Krisen ist das Schreiben sozusagen eine lebensrettende Maßnahme, wie Professor Koch von der Universität Münster bei einem Forschungsprojekt zum Lesen und Schreiben in psychischen Krisen feststellen konnte:

»›Ich schreibe. Ich lese. Ich atme. Ich esse. In der Reihenfolge. Man könnte mir die Nahrung nehmen, die Luft zum Atmen, vielleicht sogar die Bücher, aber wenn man mir Papier und Stift nehmen würde, ich hätte dem Wahnsinn nichts mehr entgegenzusetzen.‹

Dies schrieb uns eine Frau – Christiane Rees – auf unsere Frage hin, welche Bedeutung die Literatur in einer Lebenskrise für sie erfülle. Im Rahmen eines bundesweiten Schreibaufrufs, hatten wir im Frühjahr 1996 die Frage an alle die gerichtet, die aus schwierigen Lebenskrisen einen Weg gesucht oder schon gefunden hatten – allein, mit Angehörigen, in psychotherapeutischer Behandlung, in psychiatrischen Kliniken. Wir hatten den Schreibaufruf an Zeitschriften, Institutionen, psychosoziale Projekte und an Einzelpersonen versandt. Die Flut von Reaktionen, die er auslöste, übertraf unsere kühnsten Erwartungen und Hoffnungen: Es kamen rund 800 Antworten, 72 Prozent von Frauen. Die Textzahl belief sich auf 4700, und der Umfang betrug insgesamt ca. 23 000 Seiten.

Allein diese Zahlen machten uns zweierlei deutlich: Zum einen scheint das Lesen und Schreiben in psychischen Grenzsituationen ein

Massenphänomen zu sein, zum anderen besteht eine große Bereitschaft, wenn nicht sogar ein starkes Bedürfnis, darüber zu berichten, die eigenen, oft sehr intimen Erfahrungen mit dem Medium Literatur zu veröffentlichen.«[7]

Parallel zur Entwicklung der Schreibtherapie haben also Laien das therapeutische Potential des Schreibens genutzt, und sie taten es allein. So wurden sie zu lebenden Beispielen dafür, welche Chancen psychischer Selbsthilfe das Schreiben bietet. Sie haben viele Einsichten der professionellen Schreibtherapie vorweggenommen.

2. Tiefenpsychologische Grundlagen des therapeutischen Schreibens

Weshalb besitzt das therapeutische Schreiben sowohl in der Literatur als auch im Alltag eine solche Anziehungskraft? Grundlegende Erklärungen zur Verarbeitung unbewusster Konflikte bietet der tiefenpsychologische Ansatz von Sigmund Freud und seinen Schülerinnen und Schülern. Freud geht davon aus, dass durch die therapeutische Technik der freien Assoziation Schlüsselerinnerungen sowie Erinnerungen, die bislang verdrängt oder durch harmlose Nebenaspekte, sogenannte »Deck-Erinnerungen«, neutralisiert worden waren, ins Bewusstsein gerufen werden können. Dieser Erinnerungsvorgang stellt den ersten Schritt zu einem Verarbeitungsprozess dar, der darin besteht, zuvor abgespaltene Anteile der eigenen Persönlichkeit zu integrieren. Erinnerungsarbeit in der Therapie ist immer ein Stück Vergangenheitsbewältigung.

Freud beschreibt diesen Vorgang als einen Dreischritt: »Erinnern, Wiederholen, Durcharbeiten« – so auch der Titel seines Aufsatzes aus dem Jahre 1914:[8]

- Erinnern bedeutet eine Rückwendung, bei der auch bislang unbewusste Aspekte ins Bewusstsein gelangen.
- Wiederholen zeigt sich in der aktuellen Beziehung zu dem Therapeuten oder der Therapeutin. Der Klient projiziert das alte Verhaltensmuster auf die therapeutische Beziehung.
- Durcharbeiten bedeutet eine Bewusstwerdung, Bearbeitung und letztlich eine Überwindung des gestörten Verhaltens.

Inwiefern ähnelt der Schreibvorgang dem therapeutischen Erinnerungsprozess? Im Folgenden zeigen wir Parallelen zwischen der therapeutischen Arbeit und dem selbstanalytischen Schreiben auf. Dabei beziehen wir uns sowohl auf Freuds Selbstanalyse als auch auf die Bedeutung der schriftlichen Selbsterkundung in der therapeutischen Arbeit seiner Schüler. Deutlich wird, dass jedes Schreiben über das eigene Leben in metaphorischer Weise unsere tieferen Schichten, unser Unbewusstes berührt. Auch verdeutlicht die fertig geschriebene Lebensgeschichte Zusammenhänge und Lebensthemen, die manche Ereignisse und Verhaltensweisen in ein anderes Licht rücken können; das heilende Schreiben eröffnet uns also neue Perspektiven bezüglich des eigenen Lebens.

Sigmund Freud: Selbstanalyse, freie Assoziation und Traumtagebuch

Der berühmte österreichische Arzt und Tiefenpsychologe Sigmund Freud (1856–1939) hatte sich 1886 als Psychiater niedergelassen und lange Zeit mit Hypnose, Diät- und Beruhigungstraining versucht, den Leiden seiner Patienten beizukommen. 1892 brachte ihn der Fall der Elisabeth v. R., die nicht zu hypnotisieren war, auf die Methode der freien Assoziation. Dabei ging er folgendermaßen vor: Die Patientin wurde aufgefordert, sich mit geschlossenen Augen auf ein bestimmtes Symptom zu konzentrieren und sich dann die Umstände ins Gedächtnis zu rufen, die seine Entstehung erklären könnten. Besonders viele Informationen gab die Patientin dann, wenn sie jede Zensur bei ihrer Konzentrationsübung unterließ und alle Bedenken mitteilte, gleichgültig ob sie ihr als unwichtig, nicht dazugehörig oder zu unangenehm vorkamen. Beim Nachlassen der Zensur kamen dann automatisch die wichtigsten Erinnerungen zutage.

1894 fiel Freud auf, dass die Patienten bei der freien Assoziation oft die Schilderung eines Traumes einschalteten, »zu dem sie dann natürlich wieder Assoziationen produzierten«[9]. Als Freud im Oktober 1896 vom Tod seines Vaters betroffen wurde, muss sich seine eigene Neurose so verschärft haben, dass er nicht nur aus Gründen der Behandlung seiner Patienten, sondern auch aus eigenem Leidensdruck an ungelösten theoretischen Fragen und eigener Not zur Selbstanalyse griff. Bei der Durchführung der Selbstanalyse bediente er sich hauptsächlich zweier Methoden: der Traumdeutung und der freien Assoziation. Er führte nun ganz systematisch ein Traumtagebuch und erklärte später einmal: »Jedermann, der ehrlich, einigermaßen normal und ein guter Träumer ist, kann eine Selbstanalyse durchführen.«[10]

Das Aufschreiben der Träume wurde für Freud der Königsweg der Selbstanalyse. Durch die Auseinandersetzung mit den verschriftlichten Träumen förderte er ganze Abschnitte seiner eigenen Lebensgeschichte zutage, die er in seinem Hauptwerk *Die Traumdeutung* (1900)[11], als heilende Biografie nicht immer sofort erkennbar, verarbeitete. Dieses Werk enthält folgende Entdeckungen über sich selbst, mit denen er zugleich auch auf die wichtigsten Felder und Schwerpunkte der Selbstanalyse hinweist:

- seine Geburt,
- die raue Erziehung durch eine alte Kinderfrau,
- seine Konflikte mit seinem um ein Jahr älteren Vetter John,
- Deck-Erinnerungen hinsichtlich seiner Sexualität im Kindesalter,
- Deck-Erinnerungen hinsichtlich Konflikten mit Vater und Mutter (Ödipuskonflikt),
- kindliche Angstträume,
- seine Stellung in der Schule als Klassenprimus; Antisemitismus,
- seine Konflikte im Berufsleben: im Brücke-Institut; Neid auf die Kollegen; seine Hoffnungen, berühmt und bedeutend zu werden; seine Enttäuschungen über das Scheitern seiner eigenen Kokain-Therapie,
- seine Angst vor dem Vater und seine Ablehnung des Vaters.

Als weiteres Instrument der Selbstanalyse dienten ihm die offene Aussprache und der Briefwechsel mit seinem Freund Wilhelm Fließ. An ihrem Briefwechsel kann die Dramatik und das Auf und Ab der Selbstanalyse gut verfolgt werden. Der Briefwechsel zeigt, dass die Selbstanalyse Freuds oft stockte und Rückschläge erlitt und nur ihre schriftliche Fixierung den Selbstanalysierer vor dem Verlust schon gewonnener Erkenntnisse an die erneute Verdrängung bewahrte.

Durch Selbstanalyse lernte Freud schließlich noch ein weiteres Medium der Selbsterkenntnis kennen: literarische Texte. Ohne das Drama des Sophokles *König Ödipus* oder Shakespeares *Hamlet* hätte Freud nicht das Modell des Ödipuskomplexes bilden und auch nicht seine entdeckten Kindheitskomplexe verschriftlichen und artikulieren können. Das Medium Literatur wurde Freud durch die Selbstanalyse zum therapeutischen Spiegel, zum Maßstab für die Selbstanalyse und auch zur Hilfe bei der Verbalisierung unbewusster Gefühle. Literarische Texte waren für Freud seit den Anfängen seiner Selbstanalyse therapeutische Dialogpartner, Ersatzanalytiker, Bilder des geheilten Selbst. Der Wert des Einsatzes literarischer Texte in der Schreibtherapie ist deshalb gar nicht zu unterschätzen.

Freuds Selbstanalyse hatte aber noch einen weiteren Nutzen: Sie verdeutlichte nicht nur die Instrumente und die Felder der Selbstanalyse, d. h. gewichtige Erlebnisetappen im Lebenslauf, sie gab Freud auch Anstöße zur Entwicklung der Therapie von psychischen Krankheiten, die wiederum für seine Selbstanalyse wichtige Bedeutung hat. Freud sah nämlich, dass die frei auftauchenden Einfälle in einen weiteren Sinnzusammenhang im Unbewussten eingebettet sind, der durch die Zensur zurückgehalten wird, aber aus den Assoziationen zu erschließen ist. Er erkannte damit, dass die Assoziationen von affektmächtigen Gedanken hervorgebracht werden: den Komplexen. Durch Deutung der freien Assoziationen, durch Herausarbeiten ihrer Botschaft, kann man die Komplexe entschlüsseln und damit verstehen. Dadurch werden sie dem Unbewussten entrissen, dem Ich bekannt gemacht und seiner Macht unterworfen. Die unbewussten Komplexkobolde verlieren damit ihre Kraft und die Störung in der Psyche ist beseitigt.

In der *Traumdeutung* hat Freud diese Therapieform am Beispiel der Entschlüsselung von Träumen vorgestellt. Er unterschied bei den Träumen, wie bei allen Abkömmlingen des Unbewussten, die dem Bewusstsein bekannte Oberfläche und die unbekannte Tiefen- und Komplexstruktur. Verstehen von quälenden Komplexen heißt nun, durch die Oberfläche die Tiefe zu erschließen. Zuerst wird am oberflächlichen, latenten Traum angesetzt und versucht, die Arbeit der Traumzensur (Verdichtung, Verschiebung, Symbolisierung, Dramatisierung) rückgängig zu machen. Dabei werden alle weiteren freien Assoziationen des Träumers zum Traum berücksichtigt. Dann werden der tiefere, manifeste Trauminhalt rekonstruiert sowie die aktuellen und infantilen Komplexe, die den manifesten Traum ausmachen, gedeutet. Am Schluss folgt die Einordnung der Komplexdiagnose in die Deutung der eigenen Lebensgeschichte.

Freud selbst hat in seinen Fallgeschichten (»Der kleine Hans«, »Der Wolfsmann«, »Der Rattenmann«, »Präsident Schreber«, »Christoph Haitzmann«) literarische Texte sowohl zur Darstellung der Wirkung von Komplexen in Lebensgeschichten als auch zur Bewältigung und Bannung besonders des Ödipuskomplexes (bis hin zur Geschichte »Der Mann Moses und die monotheistische Religion«) entwickelt. Diese Fallgeschichten brachten ihm, wegen ihrer literarischen Qualität, 1930 den Goethe-Preis der Stadt Frankfurt am Main ein. Freud wusste also aus eigener Anschauung etwas vom therapeutischen Wert des Schreibens. Eine intensive aktuelle Erfahrung weckt im Schreiber die Erinnerung an ein früheres, meist der Kindheit zugehöriges Erlebnis, von welchem nun ein Wunsch ausgeht, der sich in der Dichtung seine Erfüllung schafft. Die Dichtung selbst lässt sowohl Elemente des frischen Anlasses als auch der alten Erinnerung erkennen: frühkindliche Wünsche, die sich zu kränkenden Komplexen entwickelt haben, weil sie nicht in Erfüllung gingen. Das ist der Kern der Schreibtherapie nach Freud.

Aber nicht nur Schreiben, auch Lesen kann therapeutische Funktion haben. Freud war ein begeisterter Leser und hat viel für seine psychische Gesundheit aus dem Lesen der Werke von Sophokles, Shakespeare und Dostojewski gewonnen, etwa die Entlastung vom Schuldgefühl aufgrund des gewünschten Vatermordes. Das führt er auch im Detail in *Der Wahn und die Träume in W. Jensens »Gradiva«* aus, indem er zeigt, wie das Lesen von Jensens Erzählung an der therapeutischen Selbsthilfe des Autors teilnehmen lässt.[12] Für Freud ist klar, dass »der eigentliche Genuß des Dichtwerkes aus der Befreiung von Spannungen in unserer Seele hervorgeht. Vielleicht trägt es zu diesem Erfolg auch nicht wenig bei, daß uns der Dichter in den Stand setzt, unsere eigenen Phantasien nunmehr ohne jeden Vorwurf und ohne Schamgefühl zu genießen.«[13] Wir erleben eine Erleichterung bei der Antizipation unseres poetischen Selbst.

Wenn wir dieses Modell auf das therapeutische Schreiben übertragen, heißt das:

- *Erinnern:* Hier geht es darum, durch freie Assoziation möglichst viel Material über sich selbst aus dem Unbewussten heraufzuholen, das dann im Schreibakt in einen literarischen Text verwandelt wird. Alle Schreibtechniken, die das freie Assoziieren unterstützen wie die in Kapitel 3 dargestellte Clustertechnik oder das Freewriting, helfen dabei, die innere Zensur zu unterlaufen. Freewriting ist eine Technik des ganz schnellen Schreibens, die alle Schreibkontrollen durchbricht und unbewusste Sprache und neue Ideen zutage fördert.[14]
- *Wiederholen:* Das Schreiben ermöglicht, Lebensthemen und Grundprobleme festzuhalten und ihnen dann aus einer neuen Perspektive mit einer gewissen Distanz gegenüberzutreten. Das heißt, schreibend wiederholen wir alte Muster – durch die Verschriftlichung gehen wir aber gleichzeitig über eine reine Wiederholung hinaus, da das Schreiben ja bereits eine Meta-Position darstellt. In der Reflexion und Deutung ist es dann möglich, sich den eigenen Komplexen anzunähern, die im Gebrauch besonders häufig benutzter Bilder und Metaphern deutlich werden. Wenn es gelingt, diese Komplexe bestimmten Etappen und Erlebnissen im Lebenslauf zuzuordnen, werden sie bewusstseinsfähig.
- *Durcharbeiten:* Besonders durch die Literarisierung gelingt eine Konfliktbearbeitung auf metaphorischer Ebene. Diese kann auf verschiedene Weise erfolgen: Zum einen bieten literarische Formen einen

Halt und einen Rahmen, so dass auch Gefühle und Zustände, die als äußerst negativ erlebt werden, in die Persönlichkeit integriert werden können. So kann beispielsweise ein Naturgedicht existentielle Lebensängste in ausdrucksstarke sprachliche Bilder bannen und uns durch seine Erlebnistiefe berühren. Zum anderen birgt das Schreiben ein hohes utopisches Potential. Literarisierung ermöglicht Verfremdung, Perspektivwechsel, exemplarisches Probehandeln und schafft eine Balance zwischen dem Bewusstsein und dem Unbewussten.

C. G. Jung: Nachtmeerfahrt der Selbsterkenntnis und Aktive Imagination

Anders als Freud hatte sich der Schweizer Psychiater C. G. Jung (1875–1961), der erst zu Freuds Lieblingsschülern zählte, dann aber mit Freud brach und seine eigene Analytische Psychologie entwickelte, intensiv mit den tieferen, archetypischen Schichten des Unbewussten beschäftigt und sich im Zusammenhang mit der Erforschung dieses sogenannten kollektiven Unbewussten auch mit den Mythen verschiedener Kulturen, mit östlicher und westlicher Spiritualität, der Alchemie und auch mit Spiritismus und Okkultismus auseinandergesetzt. Im Rahmen seiner therapeutischen Arbeit in der Psychiatrie setzte er Wortassoziationstests ein, um die Wirkung von Komplexen zu erforschen. Er bemühte sich darum, die Sprache psychotischer Patienten als Symbolsprache zu begreifen, als ein mit der Literatur vergleichbares Sprechen in Bildern.

Von 1913 bis 1918 durchlebte Jung selbst eine schwere Lebenskrise. Ausgelöst wurde sie durch einen beruflichen Misserfolg – die Heilung seines Kollegen Honnegger misslang ihm – und durch die wachsende Kritik Freuds an seiner Arbeit, in deren Folge auch die Freundschaft zwischen Freud und Jung zerbrach. In dieser Krisenzeit setzte Jung sich intensiv mit dem Unbewussten auseinander, ein Unternehmen, das er später als »Nachtmeerfahrt« bezeichnete. Er durchlebte psychoseähnliche Zustände, die er durch eine Art schriftliche Selbstanalyse – die Arbeit am »Roten Buch« – überwand und die ihn zu ganz neuen Einsichten in die Psychologie des Unbewussten führte. Eine zentrale Rolle für den Schreib- und Heilungsprozess spielte dabei die Aktive Imagination: das Wahrnehmen innerer Bilder und Figuren, das aktive Eintreten in einen Dialog mit ihnen, das Gestalten des Imaginierten z. B. durch Schreiben oder Malen und das abschließende Deuten des Imaginationsprozesses.

Seine während der Nachtmeerfahrt entwickelte therapeutische Methode der aktiven Imagination hat Jung nicht systematisch dargestellt. Aus seinem Werk lassen sich aber folgende Umrisse erschließen, die für das therapeutische Schreiben wichtige Impulse geben können:

Ausgangspunkt der aktiven Imagination ist das Unbewusste. Der Imaginierende konzentriert sich auf das seelische Bild, das ihn bedrückt oder mit dem er sich beschäftigen möchte, ohne es in eine bestimmte Form bringen zu wollen. Er muss dieses Bild festhalten und warten, bis es sich vor seinem Auge zu wandeln beginnt. »Jedes seelische Bild, das Sie auf diese Weise beobachten, wird sich früher oder später umgestalten, und zwar aufgrund einer spontanen Assoziation, die zu einer leichten Veränderung des Bildes führt.«[15] In dieses sich wandelnde Bild geht der Imaginierende nun hinein. Er wird zum Akteur in der erscheinenden Situation, er versucht auch, die erscheinenden Gestalten in Gespräche zu verwickeln; Affekte, Gefühle verwandeln sich so in Bilder, Handlungen und in Szenen, mit denen man sich auseinandersetzen kann.

Alle auftauchenden Phantasien soll der Imaginierende aktiv gestalten, etwa malen, aufschreiben oder auch singen und tanzen. Wenn er die Bilder aufschreibt, soll dies geschehen, ohne dass sie kommentiert werden. Die Deutung und Durcharbeitung erfolgt erst nach Fertigstellung des Textes. Dann geht es darum zu klären, was die Imaginationen bedeuten und welche Konsequenzen zu ziehen sind, um die Botschaften des Unbewussten im Alltag umzusetzen oder auch Konflikte mit unbewussten Komplexen zu lösen. »Die Wahrnehmungen bei der aktiven Imagination bedürfen also gewissenhafter, genauer und sorgsamer Aufzeichnung und Ausgestaltung, wenn das Werk gelingen soll. Wer in der aktiven Imagination etwas geübt ist, wird mit fortlaufender Imagination immer mitschreiben.«[16] Aktiv Imaginierende erleben einen kreativen Akt: So bewirkt die Auseinandersetzung mit dem Unbewussten, dass gebundene psychische Energie wieder in Fluss kommt und auch das Selbstbewusstsein gestärkt wird.

Jung hat mit der aktiven Imagination eine Methode entwickelt, die auch von Schriftstellerinnen und Schriftstellern benutzt wurde. So beschreibt Goethe bereits ungefähr ein Jahrhundert zuvor Phasen der aktiven Imagination als Schöpfungs- und Inspirationsquelle. In der zweiten Hälfte des 20. Jahrhunderts wurde die Aktive Imagination insbesondere von Hanscarl Leuner in seiner Therapie des »Katathymen Bilderlebens« weiterentwickelt.

Für das therapeutische Schreiben ist die Methode der aktiven Imagination – ähnlich wie die Methode der freien Assoziation von Freud – als Tagtraumschreiben ein wichtiger Bestandteil, um Zugang zu unbewussten Anteilen der Persönlichkeit zu erlangen. Sie dient also vorrangig dem ersten Schritt im therapeutischen Prozess, dem Erinnern. Gleichzeitig ermöglicht die Aktive Imagination aber auch, Lebensthemen in eine Symbolsprache zu überführen und damit zu integrieren, so dass sie auch den Prozess des Durcharbeitens, also der Verarbeitung, unterstützt.

Alfred Adler: Die Kunst, seine Lebensgeschichte zu schreiben und zu verstehen

Alfred Adler (1870–1937) war einer der ersten Mitarbeiter Freuds, von dem er sich 1911 im Streit trennte. Ähnlich wie bei C. G. Jung hat auch Adler in der Krisenzeit nach der Trennung von Freud eine schriftliche Selbstanalyse unternommen, die später wichtige Bausteine für die Adler'sche Individualpsychologie – insbesondere für die Kunst, seine Lebensgeschichte zu schreiben und zu verstehen – darstellen.

Den Zeitpunkt des Beginns von Adlers erster Selbstanalyse kann man genau angeben: Es ist der Tag des Untergangs der Titanic: der 15. April 1912. Im Aufsatz *Aus den individualpsychologischen Ergebnissen bezüglich Schlafstörungen* findet sich eine Selbstanalyse Alfred Adlers ohne die Nennung des eigenen Namens. Dieser Text beginnt folgendermaßen: »Anläßlich des schrecklichen Schiffsunglücks der Titanic konnte ich an mir Ergriffenheit deutlich beobachten.«[17] In der dann folgenden Selbstanalyse enthüllt Adler die Umrisse seines eigenen Minderwertigkeitskomplexes, wie er sich in der Kindheit durch Sprachstörungen, Geschwisterrivalität und Dissonanzen mit der Mutter gebildet hatte. Er zeigt auch seine Kompensationsmethoden auf und entdeckt, dass sein Berufswunsch, Arzt zu werden, seine Todesangst kompensieren sollte. Damit erfasst er die Wurzeln seines eigenen Lebensstils: die unbewussten kindlichen Minderwertigkeitsgefühle, und kann auf diese Weise auch die Umrisse seines Charakters als verdeckt ehrgeizigen, nervösen Charakter beschreiben.

Alfred Adler hat also seine Methode, eine Lebensgeschichte aus der Kindheit heraus zu verstehen, mithilfe der Selbstanalyse am eigenen Leibe entwickelt. Er war der erste Psychotherapeut, der das Verfassen von autobiografischen Skizzen direkt in die Therapie integriert hat. So schreibt er 1930 über seine therapeutische Arbeit: »Ich fordere meine Patienten oft auf, alles aufzuschreiben, was sie von ihrer frühen Kindheit noch wissen, als ob sie Notizen für eine Autobiographie machten.«[18] Dazu hat er einen Fragebogen mit je sechs Fragen in Bezug auf das Kindesalter und das Erwachsenenleben entworfen.

Die Fragen beziehen sich auf das Individuum in seinen sozialen Bezügen und thematisieren Grundeinstellungen zum Leben sowie Charaktereigenschaften. Um eine Lebensgeschichte zu verstehen, muss nach Adler die Erscheinungsweise des Lebensstils in der Gegenwart geklärt werden. Wie beschreibt die Person ihre Stellung zu grundsätzlichen Lebensfragen? Wie steht sie zu Beruf, Ehe/Partnerschaft und Familie, zu Gesellschaft und Gemeinschaft? Dann geht es darum zu untersuchen, wieweit ihre heutige Position in Schulzeit und Pubertät vorgeprägt wurde, um schließlich zu erkennen, inwieweit ihr Lebensstil aus der Kompensation von kindlichen Minderwertigkeitsgefühlen resultiert.

Um den Lebensstil erkennen zu können, sind die Stärken des nützlichen Gemeinschaftsstrebens und des unnützen egoistischen Geltungsstrebens einzuschätzen. Adler unterscheidet dabei zwischen dem dominierenden oder herrschenden Lebensstil, dem nehmenden und dem vermeidenden Lebensstil, die alle drei neurosengefährdet sind. Erst der vierte, der sozial nützliche Lebensstil, ist gegen Neurosen gefeit. »Er ist auf Kooperation und Beitragsleistung vorbereitet. Wir finden bei ihm einen Grad von Aktivität für andere. Diese Aktivität ist nützlich, normal und richtig in den Strom der Menschheit eingebettet.«[19] Das Verstehen der eigenen Lebensgeschichte führt nach Adler zu einer Erkenntnis und ggf. zu einer Korrektur des eigenen Lebensstils. Dabei ging Adler von der Devise aus, dass die »Heilung Sache des Beratenen selbst ist!«. Der Berater kann Irrtümer im neurotischen Lebensstil aufdecken, der Ratsuchende muss seinen nützlichen Lebensstil dann selbst entwickeln.

In der Schreibtherapie ist Adlers Ansatz insofern wichtig, als er ermöglicht, den Lebensstil eines Individuums mithilfe der Identifikation prägender sozialer Kindheitserfahrungen zu erklären. Darüber hinaus gibt er Schlüsselthemen für die Selbsterforschung vor. Im Sinne des Freud'schen Dreischritts »Erinnern, Wiederholen, Durcharbeiten« gibt die Adler'sche Individualpsychologie wesentliche Impulse für die Phase des Wiederholens, also für das Ins-Bewusstsein-Rücken und Überwinden prägender unbewusster Verhaltensmuster.

Karen Horney: Tagebuch, Psychoanalyse, Selbstanalyse

Die Deutsch-Amerikanerin Karen Horney (1885–1952) war die erste Psychoanalytikerin, die eine systematische Theorie der Selbstanalyse vorlegte. Das war 1942. Damals ließ sie ihr Buch *Self-Analysis* in New York erscheinen: »Diesmal geht es um Selbstanalyse, darum, die defätistische Meinung zu widerlegen, daß man unbedingt zu einem Analytiker gehen muß, um neurotische Störungen zu verstehen und aus der Welt zu schaffen. Ich möchte die Leute dazu ermutigen, daß sie einen guten Teil der Analyse selbst durchführen können.«[20]

Dieses Buch ging auf 45 Jahre Erfahrung in der Selbstanalyse zurück. Mit dreizehn Jahren begann Karen Horney ein umfangreiches Tagebuch, das sie mit Unterbrechungen bis zum vierundzwanzigsten Lebensjahr weiterführte. Dieses Tagebuch, das Mitte der siebziger Jahre in ihrem Nachlass entdeckt wurde, macht nochmals deutlich, dass die Selbstanalyse auch in der Tradition des europäischen Tagebuchschreibens steht und dass die Schreibtherapie dieses Tagebuchschreiben, das seit der Renaissance starke Verbreitung besonders unter Jugendlichen der oberen Schichten fand, sehr gut beerbt hat.

Nach Karen Horney birgt die Selbstanalyse viele Chancen, da durch sie leichte Neurosen, die an Zahl die schweren überwiegen, eine anwendbare Methode der Bearbeitung erhalten, auch wenn die Selbstanalyse natürlich nicht so stringent und schnell gelingt wie eine Fremdanalyse. Die größte Schwierigkeit in der Selbstanalyse besteht im Umgang mit Widerständen. Um Widerstände möglichst klein zu halten, favorisiert Horney bei der schriftlichen Selbsterforschung die freie Assoziation als vorrangige Methode. Es geht darum, »ohne Vorbehalt alles zu äußern, was einem einfällt, ohne Rücksicht darauf, ob es banal, abwegig, zusammenhanglos, taktlos oder peinlich, demütigend ist oder erscheint.«[21] Freie Assoziation ist das Denken ohne Lenkung und ist für Horney eine der wichtigsten Methoden, das Vorhandensein, die Bedeutung und den Sinn unbewusster Gefühle und Bestrebungen verstehen zu helfen.

Karen Horney unterscheidet zwei Typen der Selbstanalyse: die gelegentliche Selbstanalyse bei Situationsneurosen und die systematische Selbstanalyse.

- Die gelegentliche Selbstanalyse will Faktoren erkennen, die eine Störung hervorrufen und diese damit beseitigen, z. B. Kopfschmerzen aus Widerwillen, Aggression aus unbewusster Konkurrenz, Angst aus verborgenen Minderwertigkeitsgefühlen.

- Die systematische Selbstanalyse umfasst zum einen die Traumanalyse mithilfe der Führung eines Traumtagebuchs, zum anderen das häufige Selbstbeobachten bei Handlungen gegenüber anderen und das Wahrnehmen von Schwankungen der neurotischen Störungen in unterschiedlichen Situationen.

Die Selbstanalyse nach Horney vollzieht sich nach klaren Regeln. Zunächst erfolgt eine spontane Phase der freien Assoziation zu den wirklichen Gefühlen und ihrer »Alogik«, in der jede Deutung vermieden werden sollte. Nach dieser Spontanphase erfolgt die verstandesmäßige Deutung der freien Assoziationen. Die Deutung sollte »dem nachgehen, was die Aufmerksamkeit fesselt, was Neugier erregt, was eine emotionale Seite in mir anschlägt.«[22] Man wird »intuitiv jene Themen auswählen, die gerade dem eigenen Verständnis am zugänglichsten sind oder sich in das Problem, das man gerade bearbeitet, einordnen lassen.«[23] Die Deutung besteht in einem ständigen Wechsel von der Deutung zur Intuition und umgekehrt. Die Deutungsarbeit sollte die einzelnen gefundenen Ursachen neurotischer Störungen miteinander verbinden und herausarbeiten, wie die Störungen sich in einzelnen Lebenslagen manifestieren, welche Folgen sie für das eigene Befinden haben und welche persönlichen Leidenschaften durch sie am Leben erhalten werden.

In der Schreibtherapie ist Karen Horneys Ansatz insofern besonders für den Umgang mit aktuellen Störungen wesentlich, als er klare methodische Hinweise für den Ablauf des Schreibprozesses und für die anschließende Deutung gibt. Dabei bestimmt auch hier der Freud'sche Dreischritt »Erinnern, Wiederholen, Durcharbeiten« den Prozess der Selbsterkenntnis, da ein ständiger Wechsel zwischen freier Assoziation – und den darin zur Entfaltung kommenden Kräften des Unbewussten – und einer rationalen Deutung angestrebt wird.

Die Weiterentwicklung der aktuellen Schreibtherapie

Die Entwicklung, die wir bis hierher dargestellt haben, hat sich aus der tiefenpsychologischen Auseinandersetzung mit dem Wesen des Menschen mehr oder weniger spontan abgeleitet. Zwar war sie in sich durchaus schlüssig: Seit Entstehung der Schrift haben Menschen sich schreibend reflektiert, besser verstanden und in Teilen auch geheilt. In gewisser Hinsicht waren die Psychotherapeuten, die wir hier vorgestellt haben, auch bereits durchaus konsequent, was die Bedeutung des Schreibens in der Therapie angeht: Sie nahmen das Schreiben als therapeutisches Medium der Selbst- und Fremdreflexion ernst.

So konsequent, die schreibende Selbsterfahrung und -reflexion in den Mittelpunkt der eigenen Arbeit zu stellen, waren sie jedoch nicht – kein Wunder, stand doch seinerzeit, Anfang des 20. Jahrhunderts, zunächst einmal an, die junge Disziplin der Tiefenpsychologie respektive die Psychoanalyse fachlich und gesellschaftlich zu etablieren. In den späten zwanziger, vor allem aber zu Beginn des Nationalsozialismus der dreißiger Jahre, war in Deutschland und Österreich die freie Auseinandersetzung mit der eigenen Biografie, mit den eigenen Gefühlen, Wünschen und Bedürfnissen nicht mehr erwünscht. Hitler befahl: »Du bist nichts. Dein Volk ist alles.« So waren auch Tiefenpsychologie und Psychoanalyse im Würgegriff des Staates nur noch Hilfswissenschaften für die Entwicklung der Wehrbereitschaft und der Kriegstauglichkeit und damit ihres innovativen Potentials beraubt.

Die in Deutschland bzw. Österreich lebenden Analytikerinnen und Analytiker emigrierten, so sie sich nicht den neuen Leitlinien anpassen konnten und mochten. Sigmund Freud verbrachte sein letztes Jahr schwer krank in London, und sowohl Alfred Adler als auch Karen Horney lebten ab 1938 bzw. 1932 in den USA.

Hier entwickelten sie und viele andere emigrierte Kolleginnen und Kollegen die tiefenpsychologisch-psychoanalytischen Ansätze weiter. Dabei standen jedoch vorwiegend andere Aspekte, insbesondere interpersonell-biografische, im Mittelpunkt der Forschung, wenngleich das Schreiben, wie wir gesehen haben, insbesondere bei Horney auch weiterhin eine bedeutende Rolle spielte. Letztlich blieb es jedoch anderen therapeutischen Ansätzen vorbehalten, therapeutische Aspekte des Schreibens explizit zu untersuchen und gezielt zu nutzen. Seit den sechziger Jahren entwickelt sich in den USA die sogenannte Poetry Therapy und wurde zunächst vor allem im Rahmen der Kunsttherapie verortet.

Die amerikanische Schreibtherapie: Forschung und Praxis

Die amerikanische Poetry Therapy, die die heilenden Effekte von – vor allem selbstgeschriebener – Poesie nutzt, steht in einer etwa einhundertfünfzigjährigen Tradition, deren Beginn mit der Herausgabe der ersten Patientenzeitschrift in einer amerikanischen psychiatrischen Klinik angegeben wird.[24] Seither wurde und wird der heilende Effekt des Schreibens in stationärer wie ambulanter Psychotherapie genutzt und mittlerweile auch evaluiert, beides verstärkt seit den siebziger Jahren. Wichtige Namen in diesem Zusammenhang sind Jack J. Leedy, Arthur Lerner und Molly Harrower.[25]

Nach Lerner gliedert sich das heilende Schreiben in folgende Prozessphasen: Am Anfang steht der Umgang mit Dichtung. In den Gedichten oder literarischen Texten anderer erkennen Menschen dann ihre eigenen Probleme wieder. Daraufhin beschreiben sie ihre Situation in eigenen Texten. Diese Texte, noch einmal gelesen oder dem Therapeuten vorgetragen, bilden die Grundlage für eine vertiefte Deutung der Situation oder der eigenen Gefühlslage. Aufgrund dieser Auseinandersetzung werden dann weitere Texte verfasst, vorgetragen und erneut im Gespräch zu deuten gesucht. Dabei wird immer klarer, wie und inwieweit die Probleme mithilfe des Schreibens und Kommentierens lösbar werden. Nach einer längeren derartigen Praxis wird es möglich, mithilfe eines therapeutischen Tagebuchs die weitere Heilung in die eigene Hand zu nehmen.

Bedeutsam ist in diesem Zusammenhang, dass das therapeutische Schreiben auf diese Weise bereits recht weitgehend auf seine Effekte hin überprüft werden konnte. So verdanken wir vor allem der Forschung US-amerikanischer Hochschulen und Ausbildungsinstitute wichtige Erkenntnisse über die heilenden Effekte des Schreibens. In fast allen schwierigen Lebenssituationen, etwa bei krisenhaften Übergängen in neue Lebensphasen, aber auch bei Stressreaktionen und sogar körperlichen Krankheiten, ließen sich – zum Teil recht erhebliche – Verbesserungen nachweisen. Neueste Forschungsergebnisse werden kontinuierlich im vierteljährlich erscheinenden *Journal of Poetry Therapy* der *National Association of Poetry Therapy, NAPT*, veröffentlicht.

Poetry Therapy, amerikanische Kreativitätsforschung und die unausgesprochene Nähe zur Tiefenpsychologie

Im Zuge des allgemeinen Aufschwungs kreativer Methoden und angeregt durch die schon erwähnten Ergebnisse der neueren Kreativitätsforschung fand die Poetry Therapy, als Verfahren und als Forschungsgegenstand, ihren Platz unter den sogenannten »Expressive Arts Therapies«, den Kunsttherapien – neben Mal-, Musik- und Tanztherapie. Diesen Methoden geht es um die therapeutische Nutzung kreativer Methoden, um das schöpferische Potential im Menschen zu fördern. Die Entwicklung, das therapeutische Schreiben hier zu verorten, ist sicher auch auf eine weitere amerikanische Tradition im kreativen Umgang mit Sprache und Schrift zurückzuführen: Als traditionelles Einwanderungsland boten die USA bereits zum Ende des 19. Jahrhunderts insbesondere Studierenden verschiedener Nationen und Muttersprachen Schreibtrainings an, um einen entspannten und kompetenten Umgang mit der englischen Sprache und Schrift zu erlernen. Hieraus entwickelten sich dann im 20. Jahrhundert die sogenannten Creative-Writing-Kurse, in denen spezifische Schreibtechniken genutzt werden, um auf spielerische Weise Inspiration und Kreativität zu entwickeln und Schreibenden kreative Selbsteinsicht und einen authentischeren Schreibstil zu ermöglichen.

Viele dieser Techniken flossen dann im Laufe der Zeit sowohl in die Schreibdidaktik an Universitäten als auch in schreibtherapeutische Angebote ein. So entwickelte sich, unterstützt noch durch neuere Entwicklungen der Kreativitätsforschung, ein regelrechtes Methodenarsenal, das interessanterweise zu großen Teilen dem sehr nahesteht, was seinerzeit die Begründer der Tiefenpsychologie methodisch bereits entwickelt und kultiviert hatten. Zu diesen Methoden gehören insbesondere die assoziativ orientierten Schreibtechniken wie beispielsweise das Freewriting nach Toby Fulwiler, das Expressive Writing und das Generative Writing nach Robert Boice. Die von ihnen vielleicht bekannteste assoziative Schreibtechnik ist das Clustering, das von der College-Lehrerin Gabriele Rico[26] entwickelt wurde, um Studierende darin zu unterstützen, schreibend die innere Stimme zu entwickeln, und das als Assoziationsverfahren mittlerweile vielen Klientinnen und Patienten geholfen hat, eben diese (manchmal verdrängte) innere Stimme wiederzuentdecken und sie für Selbsterkenntnis und eine selbstbestimmte Lebensgestaltung zu nutzen. Die genannten Techniken machen sich, freilich ohne diesen Zusammenhang explizit zu benennen, die assoziative Methode zunutze, um sich dem Unbewussten zu nähern – ganz im Sinne Sigmund Freuds, der zu genau diesem Zweck die Methode der freien Assoziation entwickelt hatte.

Die neueren europäischen Ansätze therapeutischen Schreibens

Auch im europäischen Raum haben sich in den letzten dreißig Jahren selbsterfahrungsorientierte Schreibtechniken verbreitet. Hier spielen neben den assoziativen insbesondere auch die – ebenfalls tiefenpsychologisch zu verortenden – imaginativen Techniken eine große Rolle, wie beispielsweise das automatische, das serielle, das literarisierende Schreiben und das Tagtraumschreiben. Diese Ansätze stehen Psychologen wie C.G. Jung nahe, doch auch hier wird der tiefenpsychologische Hintergrund kaum thematisiert, sondern es wird eher kunsttherapeutisch oder kreativitätspsychologisch argumentiert. Auch bei uns werden diese imaginativen Techniken sowohl in den Bereichen des heilenden wie des kreativen Schreibens als auch – ähnlich wie in den USA – in der Schreibdidaktik genutzt.

Die schreibdidaktische Ausrichtung ist dabei sicher auch der Tatsache geschuldet, dass das akademische Schreiben immer wichtiger, die Schreibkompetenz Studierender aber nicht in gleichem Maße stärker wird. So gibt es mittlerweile an vielen europäischen Hochschulen Schreibberatungszentren, Schreiblabore oder Schreibworkshops.

Was die therapeutische Nutzung des Schreibens angeht, so ist seine Verbreitung im deutschsprachigen Raum zum einen auf das von Hilarion Petzold geleitete Institut für Poesie- und Bibliotherapie zurückzuführen, in dem Ausbildungsgänge im therapeutischen Schreiben auf gestalt- und kunsttherapeutischer Basis angeboten werden. Einen ähnlichen Ansatz verfolgt Professor Karl Hörmann an der Universität Münster. Ebenfalls in Münster – interessanterweise am Institut für Literaturdidaktik – forscht zum anderen seit den neunziger Jahren das Team um Professor Helmut H. Koch zu den heilsamen Aspekten des Schreibens. Im Forschungsprojekt »Lesen und Schreiben in psychischen Krisen« konnten Koch und MitarbeiterInnen insbesondere bei psychiatrischen Patientinnen und Patienten therapeutische Wirkungen herausarbeiten. Professorin Silke Heimes verbindet klinische und forschende Tätigkeit, ebenfalls vor allem im stationären Setting.

In unserer eigenen Forschungs- und Fortbildungstätigkeit zum Schreibprozess an der Alice-Salomon-Hochschule Berlin haben wir – in unterschiedlichsten Settings der psychosozialen Versorgung in ambulanter Einzel- und Gruppenarbeit – die heilende Kraft des Schreibens untersucht. Dabei hat sich immer wieder die tiefenpsychologische Verwurzelung therapeutischen Schreibens als wichtig herausgestellt. So sind es unter anderem folgende tiefenpsychologisch zu verstehende Aspekte, die seine Wirksamkeit bedingen:

- Das (heilende) Schreiben versetzt den Menschen in eine entspannte Konzentration, welche innere, auch unbewusste Assoziationen leichter aufsteigen lässt.
- Das (heilende) Schreiben bietet Methoden, welche helfen, den inneren Fluss von Assoziationen aufsteigen zu lassen, innere Bilder – die Sprache des Unbewussten – sich entwickeln zu lassen und diese zu reflektieren.

- Das (heilende) Schreiben hilft, auf symbolisch-bildhafter Ebene Lösungen zu erproben.
- Es hilft zudem, die Autonomie zu stärken, und eignet sich zugleich zur »Poetischen Selbstanalyse«.

Im Zuge der Entwicklung des Masterstudiengangs »Biografisches und Kreatives Schreiben« an der Alice-Salomon-Hochschule Berlin sowie in unseren Fortbildungsangeboten zum therapeutischen Schreiben am Institut für Kreatives Schreiben Berlin verfolgten und verfolgen wir nach wie vor deshalb einen tiefenpsychologisch orientierten Ansatz, der das Schreiben explizit als Medium versteht, sich dem eigenen Unbewussten zu nähern und seine Kräfte kreativ und autonom zu nutzen.

In den nächsten Kapiteln wollen wir Ihnen unseren Ansatz nun genauer vorstellen.

Teil II

Anleitung zum heilenden Schreiben: Erinnern, Wiederholen, Durcharbeiten

3. Das Erinnern üben: Sich stabilisieren und Ressourcen erschließen

Der Dreischritt »Erinnern, Wiederholen, Durcharbeiten« wurde bereits vorgestellt. Der Aspekt des Erinnerns ist dabei in mehrfacher Hinsicht von besonderer Bedeutung: Er ist einerseits die Voraussetzung dafür, Erinnertes, vielleicht noch Unverstandenes der eigenen Geschichte genauer zu bearbeiten, andererseits sind unsere Erinnerungen auch ein Wert an sich. Aus ihnen speist sich unser Bild von uns selbst, unser Identitätsgefühl.

Erinnerungen sind das, was wir unseren Liebsten von uns erzählen – sei es einer neuen Liebe, die uns kennenlernen möchte, sei es unseren Kindern oder Enkeln, die wissen wollen, wie wir die Person geworden sind, die sie kennen. Erinnerungen, die aufgeschrieben sind, bleiben womöglich, wenn wir selbst nicht mehr sind, und erfreuen oder informieren andere.

In diesem Kapitel geben wir einige grundlegende Informationen zum Thema »Erinnerung« und stellen einige wesentliche Methoden des therapeutischen Schreibens vor, die im Prozess des bewussten Erinnerns hilfreich sind.

Die identitätsstiftende Kraft der Erinnerung

Erinnerungen, schöne wie schmerzliche, sind ein reicher Schatz, der im Laufe unseres Lebens zu einer großen Kraftquelle anwachsen kann. Erinnerungen können unterstützen, uns in Krisen ermutigen, uns Lust machen, etwas wieder einmal zu probieren, und uns einfach stärken und erfreuen. Aus Erinnerungen erwächst unser Selbstbild und letztlich unsere Identität. »Identität« bedeutet die innere Einheit der Person, die Einheit also, die wir bei uns selbst als unser Ich wahrnehmen, eine innere Einheit, die uns sozusagen im Kern ausmacht, über die Zeiten und verschiedenen Lebensphasen hinweg. Wir sind wir selbst, indem wir erinnernd gewahr werden, wer wir einmal gewesen sind – und natürlich auch, indem wir darüber nachsinnen, wer wir werden oder wer wir sein könnten.

Die Tiefenpsychologie geht davon aus, dass dieses gewesene Selbst uns bis heute, bis in unser jetziges Fühlen und Denken hinein beeinflusst – zum Teil auf gute Weise, etwa wenn wir Gelerntes, Erfahrenes oder Kraftquellen, die wir innerlich aufbauen konnten, für das Hier und Jetzt oder für unsere Zukunftsplanung anwenden. Manchmal hat das Gewesene jedoch auch auf problematische Weise Einfluss auf uns, z. B. wenn wir ungute Erfahrungen auf die Gegenwart beziehen, uns vielleicht etwas nicht zutrauen, weil es irgendwann einmal nicht gut geklappt hat, statt die damalige Situation zu analysieren und daraus zu lernen.

Das alles sind wir: die Person, die so vieles Erinnerbare erfahren, erlebt, erhofft, erträumt und durchlitten hat. Die Erinnerung können wir noch einmal lebendig wachrufen und damit auch uns selbst: Wir empfinden erinnernd, *was* damals war – und wie *wir* damals waren, auch *wer* wir waren, als wir ein bestimmtes Erlebnis hatten.

Ein schönes Beispiel für die Wahrnehmung dieser Kontinuität der eigenen Person aus dem Beleben von Erinnerungen heraus ist der folgende Text einer Teilnehmerin aus einem Erinnerungstraining:

Älter werden – das passiert immer nur den anderen. So (oder ähnlich) denken wir, wenn wir jung sind. Und dann auf einmal – wo sind die Jahre geblieben.
Ich bin ein Schulkind, laufe nach Hause zum Essen, ich bin ein junges Mädchen auf dem Weg zum Tanzen, habe meine ersten Verabredungen, meinen ersten Freund, lache und kichere mit meinen Freundinnen, kenne die neuesten Schlager, die neueste Mode – ein aufregendes Leben liegt vor mir. Wo ist all das geblieben?
Ich schaue in den Spiegel und frage mich, wie alt diese Frau ist … (Eine Frau, kein Mädchen mehr. Keine junge Frau.) Und doch – innerlich bin ich noch immer derselbe Mensch – bin ich ich. Das kleine Mädchen, die junge Braut. Die Mutter mit ihren Kindern … Die Frau, die Sonnenuntergänge liebt, Musik, Poesie …
Innerlich bin ich noch immer derselbe Mensch … und noch mehr und anderes … Ich bin ich.[27]

Was die Autorin hier schildert, ist eine Erfahrung, die wohl fast jeder Mensch schon einmal gemacht hat: Wir sehen in den Spiegel und wir fragen uns urplötzlich, wer dieser Mensch, der uns da entgegenschaut, wohl eigentlich ist. Bin ich das wirklich? Oder wir finden ein altes Foto und wundern uns irgendwie, fragen uns womöglich sogar: War ich das einmal? Wo ist denn nur die Zeit geblieben? Und machen dann vielleicht auch die Erfahrung: Ich bin ich, über die Zeiten hinweg. Denn: Ich kann mich erinnern.

Es gibt unterschiedliche Theorien dazu, was dieses plötzliche Erinnern und spontane Infrage-Stellen der eigenen Person zu bedeuten hat. Der amerikanische Erinnerungsforscher Robert Butler, der vor allem mit Senioren arbeitet, nennt das bewusste Erinnern einen gesunden Mechanismus der Psyche, der bewirkt, dass wir im Erinnern unsere bisherige Lebensgeschichte zu einem (vorläufigen) Ganzen zusammenbinden.

Ein solches Zusammenbinden von Einzelerfahrungen über das Erinnern hat vielleicht heute sogar einen ganz besonderen Wert – ist doch die Biografie des modernen Menschen immer in Gefahr zu »zerstückeln«, zu fragmentieren. Die Lebenswirklichkeit von Menschen mit unterschiedlichen und zeitlich begrenzten Arbeitsplätzen an verschiedenen Orten, mit vielfältigen Familienformen und Lebensabschnittspartnerschaften stellt der Soziologe Ulrich Beck treffend als die Situation der Patchworkgesellschaft dar. Der Gefahr der Zersplitterung durch eben dieses Patchwork – Zersplitterung und damit einhergehende Verunsicherung der Person – begegnen wir dann umso mehr mit der Suche nach Kontinuität im Erinnern.

Eine solche Suche findet denn auch häufig in Krisenzeiten statt, bei Verlust, Trennung, Krankheit, wenn wir über eine gewisse Phase unseres Lebens – oder über unser Leben überhaupt – Rückschau halten. Sie geschieht aber eben immer wieder auch spontan: beim Blick in den Spiegel oder wenn eine womöglich zufällige Erfahrung alte Erinnerungen an eine ganz andere Lebensphase in uns weckt.

Viele von Ihnen kennen sicher die Schilderung des Schriftstellers Marcel Proust von der Erfahrung, dass er durch einen Geschmack aus Kinderzeiten wieder neu auf seine Kindheit stößt. In seinem Roman *Auf der Suche nach der verlorenen Zeit*[28] beschreibt Proust auf eindrückliche Weise, wie Duft und Geschmack einer Madeleine, dieses französischen Gebäcks, ihn schlagartig in eben jene Zeit zurückversetzen.

Solche Erfahrungen können jedoch auch bewusst initiiert werden – das heißt, man schafft gezielt Settings, in denen einzelne Erinnerungen leichter aufsteigen und ein Erinnern und damit auch Würdigen und Reflektieren einer bestimmten Lebensphase möglich wird. Das geschieht zum Beispiel in der Psychotherapie, das geschieht in Gruppen, in denen autobiografisch erzählt oder geschrieben wird, das passiert in Zeitzeugenbörsen und Geschichtswerkstätten. Aus England stammt die Bewegung des Reminiscence Training, was in Deutschland meist als »Erinnerungsarbeit« übersetzt wird – eine sozialpädagogische Richtung, die vor allem ältere Menschen gezielt darin unterstützt, eigenen Erinnerungen auf die Spur zu kommen und diese auch anderen, vor allem der jüngeren Generation, mitzuteilen.

Gerade das Reminiscence Training hat viele kleine, relativ rasch und unkompliziert anwendbare Methoden kreiert, Erinnerungen auf die Spur zu kommen. Einige davon werden wir im Folgenden vorstellen.

Schreibmethode I: Gelenkte Assoziation

Die Assoziationstechnik ist eine Technik, die die Gesetzmäßigkeiten unseres Unbewussten nutzt. »Assoziation« heißt wörtlich: »Anknüpfung«. In unserem Unbewussten werden Erfahrungen nach Ähnlichkeiten verknüpft – Neues wird mit alten, ähnlichen Erfahrungen in Verbindung gebracht, ohne dass wir bewusst darüber nachdenken. So ist beispielsweise für viele Menschen das Stichwort »Omas Garten« der Türöffner zu einer Vielzahl von Erinnerungen an Lebenssituationen, die mehr oder weniger in der Zeit liegen, als eine Oma da war und in der es so entspannt (oder auch so streng) zuging, wie damals im Garten dieser Großmutter.

Nutzen wir diese Form des scheinbar sprunghaften Denkens, haben wir häufig eine Vielzahl an Zugängen zu unserem Inneren. Für den Anfang ist es das Einfachste, wir nehmen uns ein spezielles Thema vor, von dem die Assoziation ihren Ausgang nehmen kann. Dann geht es nur noch darum, entspannt hinzuspüren, was uns als Erstes in den Sinn kommt – und scheint es noch so absurd zu sein. Diesen Begriff oder dieses Bild gilt es aufzuschreiben und dann offen zu bleiben für das nächste, das aus dem Unbewussten aufsteigen mag.

Sich den Erinnerungen annähern

Übung: Ein Duft – ein Geschmack – ein Lied

Bitte legen Sie sich etwas zu schreiben bereit und setzen Sie sich dann entspannt zurecht. Lassen Sie die folgenden Anregungen entspannt auf sich wirken, und wenn Ihnen etwas einfällt, dann notieren Sie es kurz.

- Ist es Ihnen schon einmal so gegangen, dass Sie auf einem Spaziergang waren, an einem Ort, an dem Sie genügend Zeit hatten, die Umgebung bewusst wahrzunehmen, und dann war da auf einmal dieser ganz spezielle Geruch, der Sie – ganz unerwartet – erinnert hat an …? Dieser Geruch – woran hat er Sie erinnert?

Zeit für Sie zum Schreiben.

- Kennen Sie das Gefühl, ein wenig traurig, vielleicht ein wenig einsam zu sein und sich an einen Ort zu sehnen, der trösten könnte, einen Kindheitsort womöglich? Wenn es einen solchen gab, vielleicht einen Ferienort, einen Ort ganz speziell für Sie – wie sah es dort aus? Wie fühlte es sich an, dort zu sein? Was gab es dort wahrzunehmen, welche Geräusche gehörten zu dem Ort, welcher Duft?

Zeit für Sie zum Schreiben.

- Wissen Sie noch, welches Lieblingsessen Sie als Kind hatten? Wie war sein Name, wie wurde es zubereitet, wie angerichtet? Welchen Geschmack und Geruch hatte es? Wann haben Sie es zum letzten Mal gegessen?

Zeit für Sie zum Schreiben.

- Dieses Lied, dieser Song – wenn Sie ihn zufällig mal wieder hören, wonach ist Ihnen dann? Woran denken Sie?

Zeit für Sie zum Schreiben.

- Ein kostbares Erinnerungsstück, aus einer anderen Phase Ihres Lebens, die schon lange her ist … Vielleicht ist es das Geschenk eines Menschen, der Sie einmal ein Stück Ihres Weges begleitet hat? Oder ein Souvenir von einer Reise? Oder ein altes Spielzeug? Wissen Sie noch, zu welchem Anlass Sie es bekommen haben?
  Welches Erinnerungsstück ist Ihnen in den Sinn gekommen? Woran erinnert Sie der Gegenstand?

  Zeit für Sie zum Schreiben.

Was wir hier angewandt haben, ist die Methode der gelenkten Assoziation. Dabei gibt es zunächst eine relativ erinnerungs- oder gefühlsträchtige Vorgabe – in unserem Fall zum Beispiel den Duft, die Musik, das Essen, den Gegenstand –, und in der Konzentration hierauf beginnen wir, persönlich zu assoziieren, d.h. ganz eigene Gedanken-, Bild- und Erinnerungsverbindungen herzustellen, wie sie in unserer Biografie begründet sind. Stimuli der gelenkten Assoziation können natürlich ebenso gut auch reale Gegenstände sein, die Erinnerungen anregen.

Übungen zum assoziativen Erinnern

Übung: Dinge von früher

Assoziieren Sie doch einmal zu typischen Gegenständen aus vergangenen Zeiten. Vielleicht haben Sie ja noch irgendwo ein Petticoatkleid oder einen Siebziger-Jahre-Minirock, einen Knautschlackmantel, einen Sitzsack. Oder besitzen Sie noch Schallplatten von den Beatles, den Beach Boys, von Ralf Bendix oder Drafi Deutscher? Lassen Sie diese Stimuli auf sich wirken und notieren Sie, was Ihnen einfällt. Oder machen Sie ein Spiel daraus: Assoziieren Sie gemeinsam mit anderen, tauschen Sie die Erinnerungen aus.

Übung: Alte Kraftquellen neu beleben I

Viele dieser Erinnerungen sind regelrechte Kraftquellen: Durch die Erinnerung verbinden Sie sich wieder mit dem, was Ihnen seinerzeit Kraft gegeben hat, wie eine bestimmte Musik, geliebte Kleidungs- oder Möbelstücke. Die Zeiten haben sich verändert, aber die Freude an dem, was Ihnen damals etwas bedeutet hat, ist nach wie vor in Ihnen, und durch das gezielte Erinnern können Sie sie wieder lebendig werden lassen und daraus auch heute Kraft schöpfen. Ja, mehr noch: Die Lebendigkeit der alten Erinnerung kann auch die Texte lebendig machen, die Sie schreiben.

Übung: Lebendig erzählen

Texte leben von der Lebendigkeit der Gefühle und des Engagements der erzählenden Autorinnen und Autoren. Für persönlich geprägte Texte gilt dies in besonderem Maße. Wer würde wohl gern eine rein sachliche Abhandlung über einen Teil des Lebens lesen, den eine Autorin, ein Autor von sich preisgibt? Von lebendigen Gefühlen erfüllte Texte sind meist solche, die auf sehr konkreten Erfahrungen und

Erinnerungen beruhen – auf Ereignissen, an die eine Person sich mit allen Sinnen erinnert: die sie hören, sehen, spüren, ja, womöglich riechen und schmecken kann. Wenn Sie eine Erinnerung lebendig festhalten wollen, macht es deshalb Sinn, eben diese Sinnesebenen zu beschreiben.

Schreibmethode 2: Freie Assoziation

Eine Methode, die beim Aufspüren von Erinnerungen noch einen Schritt weitergeht, ist die der »freien Assoziation«. Die freie Assoziation, eigentlich eine sehr alte Kreativitätsmethode, wurde, wie bereits in Kapitel 1 dargestellt, zum ersten Mal systematisch von Sigmund Freud, dem Begründer der Psychoanalyse, professionell genutzt und beschrieben. Noch heute wird in der Psychoanalyse und in der tiefenpsychologisch fundierten Psychotherapie mit dieser Methode gearbeitet. Die Klientin oder der Klient entspannt sich und sagt freiheraus alles, was ihr oder ihm zu einer Fragestellung in den Sinn kommt. Auf diese Weise tauchen häufig sehr frühe Erinnerungen wieder auf – kraftgebende wie schmerzliche, die aber einfach einmal »herauswollen und müssen«, um verstanden zu werden.

Probieren wir auch diese Methode einmal aus.

Übung: Alte Kraftquellen neu beleben II

Notieren Sie doch einmal eine Erfahrung, an die Sie sich gerne erinnern, vielleicht eine aus den vorherigen Übungen, vielleicht die an einen schönen Urlaub. Aber schreiben Sie nur ein einziges Wort. Als Nächstes schreiben Sie das erste Wort auf, das Ihnen zu diesem Wort einfällt. Nun das nächste Wort, und dann Ihre erste Idee zu einem dieser beiden Wörter. Und so weiter, bis Sie zehn Wörter auf dem Papier stehen haben.

Nun unterstreichen Sie bitte, welche Wörter Ihnen besonders bedeutsam scheinen.

Diese Übung hat sicher gezeigt, dass an einer Erinnerung oft viele weitere »dranhängen«, die uns zunächst gar nicht so präsent waren und die doch oft Wesentliches aus unserer Lebensgeschichte in sich tragen.

Hier wird aber vielleicht auch etwas deutlich, das mit ein Grund dafür sein kann, warum Erinnerungen häufig so schnell verblassen:

Schmerzliche Erinnerungen tun uns – scheinbar – nicht gut, und so wollen wir sie womöglich »loswerden«. Wir verdrängen, wie die Tiefenpsychologie sagt.

Zur Ambiguität von Erinnerung

Aber auch die Erinnerungen, die bleiben, sind nicht immer freundlich: Letztlich erinnern wir Schmerzliches aus unserer Lebensgeschichte, *wenn* wir es denn erinnern, oft ebenso oder ähnlich intensiv wie Schönes.

Ein schwieriges Erlebnis verblasst womöglich im Laufe der Zeit etwas, aber unter Umständen sind wir gleichwohl ein für alle Mal geprägt von dieser Erfahrung des Verlusts, der Krankheit, des Schmerzes, vielleicht des Krieges.

Übung: Schwierige Erinnerung

Vielleicht fällt Ihnen auch das eine oder andere ein, das Sie heute noch immer tief berührt, bewegt, belastet. Wenn Sie mögen, schreiben Sie auch das auf.

Diese Doppelseitigkeit oder Ambiguität von Erinnerungen – die Tatsache, dass sie sowohl Freude und Kraft als auch Leid enthalten und uns beides sehr nahekommen kann – ist in der Literatur, gerade auch in der biografischen und autobiografischen, immer wieder dargestellt worden. Denken wir nur an Franz Kafkas Aufrechnung in *Brief an den Vater*:

> Noch nach Jahren litt ich unter der quälenden Vorstellung, daß der riesige Mann, mein Vater, die letzte Instanz, fast ohne Grund kommen und mich in der Nacht aus dem Bett auf die Pawlatsche tragen konnte und daß ich also ein solches Nichts für ihn war.[29]

Und Albert Schweitzer schreibt:

> An Wochentagen wollte ich nur in Holzschuhen gehen, denn die Dorfjungen trugen auch keine andern. Jeder Besuch, der kam, fachte den Konflikt aufs neue an, denn da sollte ich mich in »standesgemäßer Kleidung« präsentieren.[30]

Wir sehen hier bei Schweitzer zum einen die Lust an der Gemeinsamkeit mit den Spielkameraden im Dorf – eine angenehme Seite dieser Erinnerung – und zum anderen dann die Angst vor Isolation: zwei tragende

Elemente der Erinnerung, die einander gefühlsmäßig entgegengesetzt sind und ihr damit womöglich eine besondere Tiefe geben.

Ein eindrucksvolles Beispiel für die Nähe schöner und weniger schöner, teilweise einfach auch komischer Erinnerungen war seinerzeit für viele Menschen die Kolumne »Ich erinnere mich« in der Wochenzeitung DIE ZEIT. In der Ausgabe vom 7. Oktober 1999 erinnert sich zum Beispiel der Journalist Ulrich Stock, Jahrgang 1958, daran, dass sein Vater, der mit schweren Kriegsverletzungen aus Frankreich und Russland zurückgekehrt war, seinen Kindern verbot, mit Kriegsspielzeug zu spielen; er erinnert sich an seine erste WG mit dem Klo auf dem Gang eine Treppe tiefer, an die heimliche Kontrolle der alten Nachbarin, die immer durch den Türspalt sah, wenn sich im Treppenhaus etwas bewegte; er erinnert sich daran, dass das Durchkämmen bei einem Frisör in Norddeutschland »3 Mark« kostete – so stand es auf dem Schild im Schaufenster.[31]

Hier wird deutlich, wie wertvoll Erinnerungen auch unabhängig davon sein können, ob sie uns eher Schmerz oder eher Freude bereiten. Aufgeschrieben, ausgesprochen, werden Erinnerungen zu lebendigen Zeitgemälden des privaten wie des öffentlichen Lebens. Und diese Zeitgemälde sind es wert, festgehalten zu werden – für uns selbst, für andere, für die Bildung von Identität. Es wäre zu schade, würden wir sie einfach ruhen oder verschwinden lassen.

Dieser Aspekt wird umso wichtiger, je älter wir werden, denn mit wachsender Lebenserfahrung haben wir natürlich auch einiges zu erzählen. Letztlich hilft das Erinnern nicht nur, uns selbst als ein Ganzes zu sehen und zu verstehen, es hilft auch, Erinnerungen gegebenenfalls anderen, jüngeren Personen, Menschen der nächsten und der übernächsten Generation, nahezubringen, Erfahrungen weiterzugeben, Zeitgeschichte zu verstehen.

Wie trügerisch ist unsere Erinnerung?

Jeder von uns kennt wohl die typischen Hindernisse, die auftreten können, wenn wir uns an ein bestimmtes Ereignis erinnern wollen: Wir können durchaus nicht willentlich jeder Erinnerung jederzeit habhaft werden – im Gegenteil: Erinnerungen verblassen nur allzu häufig im Laufe der Zeit. Sie können entwischen, gerade dann, wenn wir ihnen auf der Spur sind. Sie können trügen. Oder sie verschieben sich, verketten sich, drängen ineinander.

Mit dieser Frage der Glaubwürdigkeit von Erinnerungen hat sich vor einigen Jahren ein junges Forscherteam auseinandergesetzt, und zwar unter anderem anhand eines eindrücklichen eigenen Beispiels:[32] Eine der Autorinnen erinnerte sich jahrelang gerne an einen Urlaub als Kind in der Bretagne, in der ihr Großvater ihr das Drachensteigen beigebracht hatte – für sie eine wichtige, stärkende Erinnerung. Als sie zufällig einmal mit ihrer Mutter auf diese Ferien zu sprechen kam, erklärte diese zum Erstaunen der Tochter, dass die Familie zwar seinerzeit in Ferien in der Bretagne gewesen sei, dass ihr Großvater ihr auch seinerzeit das Drachensteigen beigebracht habe, dass es aber einen gemeinsamen Urlaub mit dem Großvater in der Betragne niemals gegeben habe. Zwei Erinnerungen hatten sich ineinandergeschoben.

Die Tochter erzählte daraufhin ihrem Vater von diesem Gespräch, und nun trat ein weiteres Phänomen auf, das häufig mit dem Erinnern einhergeht bzw. dieses einschränkt: Der Vater konnte sich nämlich überhaupt nicht daran erinnern, seine Tochter jemals beim Drachensteigenlassen gesehen zu haben.

Erinnerungen verschwinden häufig auch einfach oder reduzieren sich um Aspekte, die uns nicht wesentlich erscheinen. Befragungen von Zeugen zeigen das häufig: Egal um welches Ereignis es geht, um einen Unfall, um eine Veranstaltung oder einfach um ein Gespräch: Immer wieder differieren Zeugenberichte, und zwar umso mehr, je länger das betreffende Ereignis zurückliegt.

Können wir also überhaupt davon ausgehen, dass unsere Erinnerungen ein einigermaßen korrektes Bild unserer Lebens- und Zeitgeschichte wiedergeben? Wir können es – nach heutigen Erkenntnissen jedenfalls – nicht völlig, sondern müssen, was unser Erinnerungsvermögen angeht, mit einer gewissen Unsicherheit leben lernen. Wir können allerdings unser Erinnerungsvermögen trainieren. Wir können unseren Erinnerungen Raum geben und wir können dafür sorgen, sie zu erhalten, so gut es uns möglich ist, indem wir sie aufschreiben, sie erzählen. Im Reminiscence Training werden Erinnerungen sogar in Gruppen szenisch aufbereitet und auf der Bühne gespielt. Durch das Festhalten und kreative Verarbeiten werden Erinnerungen jedenfalls ein Stück weit überprüfbar und verwertbar.

An folgenden Gesetzmäßigkeiten zum Phänomen Erinnerung, die die Forschung heute bereits benennen kann, können wir uns orientieren:

1. Wir erinnern nach Lebensphasen.
2. Wir erinnern durch Assoziationen.
3. Wir versuchen, eine durch Assoziationen hervorgerufene Erinnerung der entsprechenden Lebensphase zuzuordnen.

4. Wir erinnern vor allem, was uns wichtig erscheint.
5. Ereignisse, die erst kurz zurückliegen, erinnern wir klarer als länger zurückliegende.

Betrachten wir diese Erkenntnisse einmal etwas genauer:

1. *Wir erinnern nach Lebensphasen.*
   Fällt uns eine Erinnerung ein, versuchen wir, sie der entsprechenden Phase unseres Lebens zuzuordnen.
2. *Wir erinnern durch Assoziationen.*
   Irgendetwas – vielleicht scheinbar Belangloses – erinnert uns an etwas anderes, Vergangenes. Denken Sie an die Fülle von Assoziationen, die der Duft der Madeleines bei Marcel Proust auslöst. Oder denken Sie an die Assoziationen, die Sie selbst bei einer der obigen Übungen hatten. Es wurde deutlich: Ein Essen, ein Lied, ein bestimmter Gegenstand lassen uns an andere Mahlzeiten denken, an Gelegenheiten, zu denen wir dieses Lied gehört haben, an die Geschichte des Gegenstandes, die mit unserer eigenen Geschichte zusammenhängen mag.
3. *Wir versuchen, eine durch Assoziationen hervorgerufene Erinnerung der entsprechenden Lebensphase zuzuordnen.*
   Und das geschieht blitzschnell, nahezu automatisch. Auf diese Weise bewahren wir Kontinuität – die Kontinuität unserer Geschichte und die Kontinuität unserer Person, durch die Zeiten hindurch. Klappt das einmal nicht, sind wir in der Regel relativ verunsichert. Wer kennt sie nicht: die Unruhe, die die Fragen auslösen können: Wann war das noch mal? Wo war das noch? Irgendwo habe ich das doch schon einmal gesehen, gehört, erlebt, aber wann und wo? Mit wem? Es sind Überlegungen, die zu tun haben mit der uns immer aufgegebenen und nie völlig zu beantwortenden Frage: Wer bin ich eigentlich? Wer bin ich, der oder die dieses oder jenes erlebt hat? Menschen, die ihr Gedächtnis verloren haben, leiden nicht nur an dem Verlust ihrer Erinnerungen – sie leiden vor allem an einer ganz spezifischen Folge dieses Verlustes: an der Frage nämlich, wer sie eigentlich sind.
4. *Wir erinnern vor allem, was uns wichtig erscheint.*
   Belangloses wird »aussortiert«, wobei wir das nicht bewusst entscheiden. Was uns wichtig erscheint, hängt von unserer Befindlichkeit, unseren Werten und unserem Selbstbild ab. Deshalb ändert sich mit der Bewertung bestimmter Ereignisse oft auch der Gehalt der Erinnerungen und umgekehrt. Vielleicht haben Sie schon einmal die Er-

fahrung gemacht, dass Sie sich an eine bestimmte Phase Ihres Lebens, vielleicht an Ihre erste Arbeitsstelle, kaum noch so richtig erinnern konnten – bis Ihnen klar wurde, wie wichtig, wie bereichernd, wie bedeutsam diese Zeit doch eigentlich war. Und plötzlich fielen Ihnen Einzelheiten ein, die Ihnen lange entfallen waren – und Sie sahen die Situation in einem ganz anderen Licht.

5. *Ereignisse, die erst kurz zurückliegen, erinnern wir klarer als länger zurückliegende.*

   Hier gibt es drei Ausnahmen:

   - Ereignisse, die uns in einen Schockzustand versetzt haben, erinnern wir häufig erst sehr viel später wieder, oder wir erinnern sie gar nicht mehr.
   - Ereignisse, die eine ganz besondere Bedeutung für uns hatten, erinnern wir häufig bis in kleinste Einzelheiten, auch wenn wir ansonsten an diese Lebensphase nicht allzu viele bewusste Erinnerungen haben. Beispiele dafür können die Geburt unseres Kindes sein, eine bestandene Prüfung, an der vieles gehangen hat, ein großes Fest – aber auch großer Schmerz.
   - Schließlich: Es gibt eine Lebensphase, die fast jeder gut erinnert: die Teenager- und Jugendjahre zwischen dem fünfzehnten und fünfundzwanzigsten Lebensjahr. Es ist noch nicht schlüssig erforscht, *warum* die meisten Menschen diese Zeit so gut erinnern. *Eine* Antwort ist, dass die Jugendjahre eine Zeit sind, in der unser Wertesystem und Selbstbild noch nicht so klar entwickelt sind, sich noch im Aufbau befinden, so dass die Erfahrungen, die wir in jener Zeit gemacht haben, uns auf unserem Weg ins Erwachsenenleben besonders geprägt haben, für uns besonders wichtig waren und damit erinnerungswürdig geworden sind.

Schreibmethode 3: Freewriting

Im assoziativen Schreiben hangeln wir uns also quasi an den Assoziationen entlang, die uns den Weg in die Erinnerung bahnen, wo wir wiederum auf weitere Assoziationen stoßen können. Eine andere Schreibmethode, die ebenfalls auf dem Spüren nach innen beruht, dies allerdings auf eine noch freiere Weise, ist die Methode des »Freewriting«. Dieses Vorgehen wurde ursprünglich von US-amerikanischen Hochschuldidaktikern für einen kreativen Zugang zum wissenschaftlichen Schreiben entwickelt und ist eine Methode, den Textzusammenhang sich ganz aus sich selbst heraus entwickeln zu lassen: Die Gedanken und die damit einhergehenden Gefühle entfalten sich erst im direkten Schreibprozess.

Natürlich können sich beim Schreiben nur solche Gedanken und Gefühle entwickeln, die – im Keim, als innere Bilder oder eben auch als Erinnerung – bereits bewusst oder unbewusst in uns vorhanden sind. Diese Tatsache macht das Freewriting für biografisches Schreiben und Erinnerungsarbeit interessant. Gerade um sich komplexen Lebenssituationen, Erinnerungen, die uns nicht angenehm sind, oder Verdrängtem anzunähern, kann das Freewriting hilfreich sein. Denn wenn mir etwas einmal sehr wehgetan hat, vielleicht sehr schwer auszuhalten war, »weiß« ich manchmal später – scheinbar – nicht mehr sehr viel davon. Die Erinnerung hat sich »versteckt«, doch in speziellen Bewusstseinszuständen wie im Traum oder auch in der Hypnose kommt sie womöglich wieder zum Vorschein. Willentlich zugänglich ist sie mir deshalb noch lange nicht. Das hat häufig auch seinen guten Sinn: Es ist besser, ich schone meine Kraft, als dass ich mich immer wieder in die schmerzlichen Gefühle hineinverzettele, die mit der problematischen Erinnerung einhergehen. Andererseits bindet eine solche Verdrängung auch häufig Kräfte, die eigentlich hilfreich sein und mir guttun könnten.

Wenn ich insgesamt genügend bei Kräften bin, ist es deshalb womöglich gesünder, der Verdrängung »auf die Spur« zu kommen. Deshalb versucht die tiefenpsychologisch fundierte Psychotherapie, ihr nachzuspüren. Neben den – sanfteren – assoziativen Methoden gibt es nun in der Psychotherapie auch die eher konfrontativ angelegten: Hier geht es eher recht direkt »auf das Unbewusste zu«. Ähnlich funktioniert das Freewriting, bei dem ich frei drauflosschreibe – gleichwohl wirkt es sanfter: Schreibend erlebe ich innere Bilder und eventuell Erinnerungen nur »auf dem Papier«, und das heißt: gefühlsmäßig zwar recht direkt, aber ich weiß gleichwohl, dass es sich eben doch nur um eine eher indirekte Erfahrung handelt, die durch das Schreiben vermittelt wird. Ich kann mein Tagebuch oder Schreibheft schließen, wenn mir die schreibend durchlebten Gefühle »zu viel« werden, und auf diese Weise mit dem Text auch die Gedanken und Gefühle erst einmal »beiseite« legen. Damit sind sie aber nicht etwa »aus der Welt« oder erneut verdrängt, im Gegenteil: Später, mit etwas Abstand, kann ich wieder nach dem Heft greifen und mich so kontinuierlich immer ein wenig weiter mit der Angelegenheit auseinandersetzen.

Übung: Freewriting zu einem gefühlsstarken Erlebnis

Um das Freewriting auszuprobieren, schreiben Sie doch einmal ganz frei zu einer gefühlsstarken Erinnerung. Es kann eine Feier sein, an die Sie gerne zurückdenken, ein schwieriges Erlebnis, das Sie bewältigt haben, ein Erfolg, den Sie gehabt haben, und dabei ist es unwichtig, wann genau in Ihrem Leben das Ereignis stattgefunden hat, wie lange die Erfahrung her ist – gleichgültig deshalb, weil die Erfahrung selbst in ihrem Kraftgehalt beinahe zeitlos geworden ist: Sie steht Ihnen zur Verfügung, wenn Sie sie abrufen. Die Methode des Freewriting gibt dabei nichts vor, außer das Schreiben selbst: Sie erinnern sich schreibend, Sie benennen, beschreiben diese Erinnerung und alles, was Ihnen hierzu in den Sinn kommt. Auch das, was Ihnen nicht wichtig erscheint, wird mit aufgeschrieben, wenn es sich denn aufdrängt. Machen Sie allerdings nach ca. drei Minuten einen gezielten Stopp, schauen und staunen Sie womöglich darüber, was Sie hier geschafft haben, und markieren, unterstreichen oder umkreisen Sie, welche Erinnerungen und Assoziationen besonders bedeutsam für Sie waren!

Geburtstag, fünfzigster, von Tante Gustl – Gustl, die ewig sanfte, blonde, mit der Quietschstimme. Quietschend versuchte sie, eine Rede zu halten, peinlich, so schien es mir, ich wollte weglaufen, traute mich aber nicht, stand wie angewurzelt – Gustl. Angewurzelt stehen und merken: Die anderen mögen sie, finden sie vielleicht manchmal komisch, aber stehen zu ihr. Fand sie denn keiner peinlich, damals? Mich fanden sie wahrscheinlich peinlich, das ja, mich: zwölf Jahre alt, Realschüler, mittelmäßige Noten, mittelmäßiger Fußballer, mittelmäßige Figur. Weder klein noch groß, weder begabt noch Außenseiter – eben: mittelmäßig. Peinlich, denn in der Familie ging es darum, *gut* zu sein, gut eben, einfach gut. Sehr gut am besten, super am liebsten, besser als ich allemal. Peinlich war es mir. War ich mir selbst peinlich? Gespürt habe ich das nicht, nur das Fremdschämen auf jener Geburtstagsfeier und die Wut auf mich, dass ich nicht aufstehe und gehe, aber die Füße waren wie angewurzelt. Ich spüre es immer noch, dieses Mich-nicht-bewegen-Können, obgleich alles mich dazu drängt. Doch ich kann nichts tun und die Situation vergeht und ich habe mal wieder nicht getan, wonach mir war.

Thomas, 43 Jahre, Teilnehmer einer Schreibwerkstatt

In diesem Text sind sicherlich die Frage (»War ich mir selbst peinlich?«) und die Schlussfolgerung im letzten Satz (»… und ich habe mal wieder nicht getan, wonach mir war«) wichtig, darüber hinaus ist womöglich auch das angesprochene Körpergefühl (»Ich spüre es immer noch, dieses Mich-nicht-bewegen-Können«) emotional besonders bedeutsam. Hier gibt es Hinweise darauf, welche Aspekte aus der vergangenen Erfahrung eben noch nicht wirklich vergangen sind, welche noch eine Bedeutung zu haben scheinen, an welchen noch gearbeitet werden könnte oder auch sollte. Das Interessante an diesem Beispiel ist, dass die gefühlsstarke Erinnerung an das Geburtstagsfest – was die Emotionalität betrifft – mehrere, einander scheinbar widersprechende Seiten in sich trägt: fröhliche Feier und unangenehmes Lebensgefühl in der Familie. Diese Divergenz wahrzunehmen, ermöglicht auch, sich mit dem unangenehmen Gefühl des »Angewurzeltstehens«, des »Nicht-tun-Könnens, wonach mir ist« auseinanderzusetzen und zu versuchen, es in der eigenen Geschichte zu verorten: Wie alt ist es schon, wo mag es herkommen, etwa aus den Leistungsidealen der eigenen Herkunftsfamilie, verbunden mit mangelnder Zuwendung?

Schreibmethode 4: Serielles Schreiben

Probieren Sie doch einmal aus, eine Phantasiereise in die Vergangenheit zu machen.

Übung: Phantasiereise in die Vergangenheit

Entspannen Sie sich noch einmal und lassen Sie die Zeit zurückfließen: von heute über die vergangenen Jahre und Jahrzehnte, bis damals, zu Ihrer Jugendzeit, als Sie am Anfang des Erwachsenenlebens standen. Sie sind jung, so vieles ist möglich, so vieles ist auch noch unbekannt, unklar, verunsichernd – und spannend. Man kann neugierig sein: Was wird der nächste Tag bringen?

Und nun gehen Sie langsam in der Zeit wieder vorwärts, kehren zurück in die Gegenwart, in diese Zeit, an diesen Ort. Recken und strecken Sie sich ruhig ein wenig, um wieder ganz wach und präsent zu werden.

Und nun fangen Sie an zu schreiben. Schreiben Sie einige Sätze, die alle mit dem Wortlaut beginnen: »Jungsein heißt für mich …«, oder, falls es Ihnen angenehmer ist, auch mit: »Als ich jung war …«

Jungsein heißt für mich …
Jungsein heißt für mich …
Jungsein heißt für mich …
Als ich jung war …
Als ich jung war …
Als ich jung war …

Womit wir gerade gearbeitet haben, ist die Methode des »seriellen Schreibens«. In Serie beginnen Sie immer wieder mit derselben Einleitung. Diese Methode ist ein Weg, die Aufmerksamkeit der Schreibenden und der schreibend sich Erinnernden zu binden, zu fokussieren, immer tiefer auf eine bestimmte Fragestellung zu lenken und dazu innere Bilder zu entwickeln. Ursprünglich stammt sie – als gesprochene Methode – aus der Hypnose: Wenn immer wieder und wieder dieselbe Suggestion gesprochen wird, kann das einem Menschen helfen, tiefer und tiefer in den hypnotischen Zustand zu gelangen und – in unserem Fall – schreibend genauer in eine Erinnerung einzutauchen.

Gleichzeitig haben Sie mit dieser Methode Ihren kleinen Texten eine schöne Form gegeben. Das ist hilfreich, um aus einer Erinnerung wirklich Kraft zu schöpfen. Ob als serieller Text, als kleines Gedicht, als Bild – eine kreative Form kann die Kraft, die in einer Erinnerung steckt, oft erst so richtig erschließen. Dies ist mit ein Grund, weshalb die Kunsttherapien großen Wert auf die Gestaltung von Erinnerungen und inneren Erfahrungen legen.

Wir haben mit dieser Methode jetzt noch recht allgemein gearbeitet und sie auf eine ganze Lebensphase bezogen, nämlich auf das Jugendalter. Sie können sich mithilfe des seriellen Schreibens natürlich auch jeder konkreten Erinnerung intensiver annähern.

Ein Tipp: Nehmen Sie sich dazu eine eher verschwommene Erinnerung vor und schreiben Sie einmal fünf oder sechs Sätze, die alle auf dieselbe Weise beginnen: »Ich erinnere mich, dass …« Sie werden überrascht sein, auf welche Einzelheiten Sie womöglich kommen werden.

Kindheitserinnerungen

Am Phänomen der verschwommenen Erinnerung wird noch etwas anderes deutlich: die Tatsache nämlich, dass, je älter wir werden, wir uns umso mehr auch den sehr frühen Erinnerungen zuwenden und dass diese häufig einem Schleier tiefen Vergessens unterliegen, der sogenannten Kindheitsamnesie. Gerade dieses Vergessen – oder scheinbare Vergessen – ist noch sehr wenig erforscht.

Einerseits entspricht es den bereits genannten Ergebnissen, dass wir Zeiten und Phasen unseres Lebens umso schlechter erinnern, je weiter sie zurückliegen. Dazu passt auch, dass die Erinnerung an frühe Lebenszeiten bei vielen Menschen dann wieder eher zunimmt, je älter sie werden. Im Alter wird es für viele eben wichtiger, sich auch noch einmal mit den Anfängen ihrer eigenen Geschichte auseinanderzusetzen. Wichtiges zu erinnern hat dann offenbar das Übergewicht gegenüber dem anderen Aspekt, weiter Zurückliegendes verblassen zu lassen. Andererseits erinnern Menschen ihre frühe Kindheit durchaus unterschiedlich gut: Manche erinnern sich kaum an Dinge, die vor der Einschulung liegen oder nicht einmal mehr an den ersten Schultag, andere berichten von Erinnerungen bis in die früheste Kleinkindzeit. Und es gibt Menschen, die behaupten, sie könnten sich an ihre Geburt erinnern – meist allerdings nicht spontan, sondern zum Beispiel in Hypnose oder nach einem Schock.

Regelrechte nachgewiesene Erklärungen für das Phänomen der Kindheitsamnesie gibt es noch nicht. Die Psychoanalyse vermutet, dass Menschen es meist nicht vertragen, ihre frühe Kindheit so ganz genau zu erinnern – zu viel Schmerzliches, Heikles sei damals geschehen. Auf der anderen Seite zieht manch eine oder einer aber auch Kraft aus so frühen Erinnerungen.

Dies alles bedeutet aber nicht, dass wir keinerlei Möglichkeiten hätten, uns gezielt auch diesen Erinnerungen wieder anzunähern. Eine Möglichkeit ist, mithilfe der hier bereits geübten Methoden – also der gelenkten oder freien Assoziation, des Freewriting oder auch des seriellen Schreibens – einzusteigen. Das heißt, Sie nehmen sich eine beliebige Kindheitserinnerung vor und wenden einmal eine der Methoden darauf an, die Sie mittlerweile kennengelernt haben. Sicherlich wird Ihre Erinnerung sich dadurch weiter anreichern. Verfahren Sie des Öfteren so, werden Sie im Laufe der Zeit mit hoher Wahrscheinlichkeit ein größeres Erinnerungsnetz aufbauen können.

Erinnerungen aufzuspüren kann allerdings zwiespältig sein: Neben den angenehmen, Kraft gebenden gehören auch schmerzliche Erinnerungen zu unserem Leben. Um uns diesen zuzuwenden, brauchen wir genügend Energie. Die gewinnen wir am ehesten, wenn wir uns zunächst bewusst solchen Erinnerungen zuwenden, an die wir wirklich gerne denken.

Schreibmethode 5: Imaginatives Schreiben mit allen Sinnen

Um sich angenehmen Erinnerungen zuzuwenden, kann das Schreiben mit allen Sinnen, eine spezielle Form des imaginativen Schreibens, hilfreich sein: Wir imaginieren schreibend, das heißt, wir stellen uns intensiv vor, was wir schreiben, und damit das innere Bild besonders gefühlsintensiv wirkt, phantasieren und beschreiben wir es mit all seinen sinnlichen Qualitäten. So wie beispielsweise in der folgenden Übung:

Übung: Kraftorte erinnern und nutzen

Erinnern Sie sich einmal an drei Orte aus Ihrer Biografie, an denen Sie wirklich gern gewesen sind. An denen es Ihnen gut ging. An die Sie sich ab und an zurückgezogen haben oder an die Sie sich womöglich auch heute noch zurückziehen, wenn Sie einmal allein sein oder sich sammeln möchten, Trost finden wollen oder eine neue Entscheidung zu fällen haben. Sollte Ihnen kein solcher Ort einfallen, kann es auch ein phantasierter Ort sein: ein Kraft gebender Baum, ein Haus, nur für Sie allein, eine Wolke, auf die Sie sich flüchten können. Wichtig: Beschreiben Sie diese Orte mit allen Sinnen.

Wählen Sie nun einen dieser Kraftorte aus und beschreiben Sie die Situation, in der Sie dorthin geflüchtet sind oder gern flüchten würden und auf welche Weise Sie an Ihrem Ort Kraft tanken konnten oder können.

Gehen Sie dann in der Phantasie an Ihren Ort und bedenken Sie dort eine wichtige Frage. Notieren Sie, was Ihnen an Ihrem Kraftort an Hilfen und Lösungen zu dieser Frage einfällt.

Nachdem Sie imaginierend und schreibend Erfahrungen mit Ihrem inneren Kraftort gesammelt haben, können Sie nun versuchen, auch in der äußeren Welt einen (weiteren) Ort zu finden, der Ihnen in schwierigen Zeiten Kraft gibt.

Übung: Neue Kraftorte finden

Gehen Sie hinaus und suchen Sie einen realen Ort auf, der für Sie ein Kraftort werden könnte – oder der es womöglich längst schon ist. Das kann die Bank im Park sein, auf die am Nachmittag die Sonne scheint, der Ecktisch in Ihrem Lieblingscafé, ein bestimmter Platz im Konzertsaal, ein Bild in der Gemäldegalerie, vor dem Sie immer wieder gern stehen bleiben. Es muss kein Ort sein, an dem Sie allein

sind, aber doch einer, an dem Sie allein sein können – ein Ort, den Sie immer wieder aufsuchen können, wenn Ihnen danach ist (auch wenn er dann vielleicht zufällig gerade besetzt sein sollte).
Schauen Sie sich an diesem Ort um und nehmen Sie ihn mit allen Sinnen auf. Achten Sie dabei auch auf Details: Geräusche aus der Ferne, auch wenn es, wie im Park, eigentlich still ist, der Fall der Falten auf dem Vorhang im Konzertsaal.
Schreiben Sie später zu Hause dann ein Loblied auf diesen Ort. Lassen Sie sich dabei von folgenden Fragen anregen:
Was nehme ich sinnlich wahr an diesem Ort? Was sehe, höre, spüre, rieche ich?
Wie fühle ich mich dort?
Welche Gedanken gehen mir durch den Kopf?
Was möchte ich hier am liebsten tun? Oder: Was tue ich?
Welche Metapher, welches Bild fällt mir für mein Befinden hier ein?

Gehen Sie dann öfter einmal real an diesen Kraftort – um dort aufzutanken oder auch, um sich dort in aller Ruhe der Lösung einer anstehenden Frage zu widmen.

Schreibmethode 6: Literarisierung

Das Erinnern üben: Durch Literarisierung Leid ablegen

Während wir auf der Suche sind, Kraft zu tanken, fordert das Leben tagtäglich viel von uns – Schönes wie Schweres. Viel davon haben wir durchgestanden, manches leichter, manches mit größeren Schwierigkeiten. Und manches beschäftigt und berührt uns noch heute – obwohl möglicherweise schon viel Zeit vergangen ist. Gerade Verluste, Trennungen, Traumata haben oft über Jahre und Jahrzehnte nichts von ihrer gefühlsmäßigen Wirkung eingebüßt, und so kann es uns passieren, dass wir, während wir uns unseren Erinnerungen widmen, auf ein Erlebnis stoßen, das uns die alte, allzu schmerzliche Erfahrung ungewollt wieder ganz nahe bringt. Übermächtig steht sie uns dann wieder vor Augen und scheint uns womöglich sogar zu überrollen. Hier ist schnelle Selbsthilfe nötig, denn: So wertvoll das Erinnern sein kann, so wichtig sind doch ein gewisser innerer Abstand und die innere Freiheit, noch zu entscheiden, wie nahe uns eine Erinnerung heute noch gehen möge. Das Erinnern soll uns stärken und nicht schwächen, und nur durch Abstand haben wir die Freiheit, Geschehenes auch, zumindest teilweise, zu verarbeiten und in seiner Bedeutung für unser Leben zu verstehen.

Manchmal habe ich das Gefühl, dass ich erst jetzt, schon lange pensioniert, Platz finde, die alten Erfahrungen noch mal ›hochzufahren‹: Krieg, Flucht, Vertreibung. Nicht mal damals in der Psychotherapie gab es dafür Raum, das schien alles vorbei und nicht wichtig. Und jetzt wird es doch wieder wichtig und ist überhaupt nicht vorbei, im Gefühl kommt alles wieder hoch – wohin nur damit?
Teilnehmerin einer autobiografischen Schreibwerkstatt

Gerade wenn schmerzliche Erfahrungen uns gefühlsmäßig einholen, scheint die Zeit rückwärts zu laufen: Die Gefühle sind die alten, das Hier und Jetzt ist in den Hintergrund getreten. Wir müssten dringend Kraft tanken, aber obwohl wir wissen, dass die Erfahrung von damals vergangen ist, sind wir in ihr gefangen, kein kraftspendender Gedanke scheint zu uns durchzudringen. Hier kann der Kraftort helfen, eine kleine Kraftgeschichte zu entwickeln:

Übung: Ballast loswerden

Gehen Sie in Gedanken an einen Ihrer Kraftorte und nehmen Sie Ihr Leid, das Sie eingeholt hat, einfach mit. Packen Sie es in Ihrer Phantasie in einen Rucksack, schnüren Sie ihn zu und setzen Sie ihn auf. Machen Sie sich auf die Wanderung. Sobald Sie Ihren Kraftort erreicht haben, lassen Sie sich dort nieder und legen Sie Ihren Rucksack ab. Machen Sie es sich, so gut es geht, gemütlich und vertrauen Sie den Rucksack mit den Leiderfahrungen Ihrem Kraftort an. Machen Sie sich deutlich, dass Sie dieses Leid schon sehr lange getragen haben und dass es möglich und in Ordnung ist, auszuruhen, Kraft zu tanken, ohne das Leid zu vergessen oder zu verdrängen. Vielleicht gibt es an Ihrem Kraftort einen Platz, an dem Sie Ihren Rucksack verstauen oder zumindest einiges aus dem Sack packen und dort lassen können? Dann ist es vielleicht ein andermal möglich, in aller Ruhe diese schwierige Erinnerung zu betrachten, darüber nachzudenken, sie an ihren Platz zurückzulegen und mit der Kraft, die Ihnen Ihr Ort gegeben hat, wieder zurück in Ihren Alltag zu gehen. Ehe Sie den Ort verlassen, nehmen Sie ihn noch einmal mit allen Sinnen wahr und auch die Kraft, die er für Sie bereithält.

Schreiben Sie schließlich die Geschichte Ihrer Rucksackwanderung auf.

Sie ging schwer bepackt den Weg entlang. Es war ein schmaler Pfad. Staubtrocken, aber mit Büschen und jungen Bäumen links und rechts. Zartes Grün. Der Sack auf ihren Schultern drückte. So viel Schweres war darin. Sie hielt einen Moment an und schöpfte Atem. Dann hieß es weitergehen. Der Pfad führte jetzt bergan. Nicht allzu steil, aber doch anstrengend. Dankbar sah sie schließlich ihre Anhöhe vor sich liegen. Ihre Lichtung. Helles Grün in der Nachmittagssonne. Bäume am Rand, groß und alt. Knorzige Stämme. Sie ging zu ihrem Lieblingsplatz, dem ausgetretenen Grünrand zu Füßen des ältesten Baumes. Hier ließ sie ihren Rucksack von den Schultern fallen. Schwer fiel er, und ihr wurde plötzlich unerwartet leicht. Vorsichtig rollte sie die Schultern, ein fast vergessenes Gefühl nach all der Zeit. Langsam dehnte sie alle Glieder, probierte, ihren Körper wieder zu erfahren, nicht mehr nur als Trägergefäß für Schweres. Müde ließ sie sich schließlich im Gras nieder und lehnte sich an den Baum. Lange saß sie so, streichelte den Rucksack. Auch er: lang getragen, abgewetzt, ach, und so schwer. Vorsichtig steckte sie die Hand hinein und zog ein paar Erinnerungen heraus, die sie dort verstaut hatte: schwere, dunkle, die doch jetzt recht klein wirkten. Sie ließ sie durch die Hände gleiten und legte sie vorsichtig zurück. Es würde Zeit und Kraft brauchen, um sie zu verstehen und zu verarbeiten. Und hier beim Baum wusste sie sie sicher. Vorsichtig legte sie sie zurück und schloss den Rucksack. Sie würde wiederkommen, das war klar. Doch jetzt würde sie nach Hause gehen. Sie hatte großen Hunger.

Anne, 29 Jahre, Teilnehmerin einer therapeutischen Schreibgruppe

Schreibmethode 7: Clustering

Im Folgenden wollen wir einen Schritt weitergehen und uns auf unsere Person als Ganzes besinnen, unserem ICH begegnen. »Wer bin ich?« ist die Frage, die uns leiten soll, eine Frage, die uns naturgemäß immer wieder bewegt und beschäftigt, erstmalig meist in der Jugend und dann immer wieder einmal, wenn uns etwas Neues dazu nötigt, uns selbst neu zu sehen und neu zu verorten.

Als Anstoß zur freien Assoziation zu Ihrem ICH nehmen wir diesmal einen kleinen Fragebogen.

Übung: Fragen zu meinem ICH

Lesen Sie sich die folgenden Fragen rasch durch und schreiben Sie stichwortartig schnell auf, was Ihnen zu diesen Fragen spontan einfällt.

- Welche Probleme habe ich in meinem Beruf?
- Wie verbringe ich meine Freizeit?
- Wie stehe ich zum Geld?
- Wie verlaufen Freundschaft und Liebe bei mir?
- Wie bewältige ich mein Leben?
- Wie würde ich mich charakterisieren (Gefühle, Eigenschaften, Eigenheiten, Schwächen, Stärken, Einstellungen, körperliche Erscheinung, Ort und Dinge, die mir wichtig sind)

Es geht dann darum, aus den aufgeschriebenen Stichworten einen Cluster zu Ihrem Ich zu erstellen, den Sie dann zu einem Text ausbauen. Die Methode des Clustering, die von der Schreibdidaktikerin Gabriele Rico entwickelt wurde (vgl. S. 35), funktioniert so: Der Cluster besteht aus einem Kernwort, das eingekreist in der Mitte eines Blattes Papier steht. Zu diesem Kernwort zeichnen wir eingekreiste, assoziativ sich ergebende Wortketten, die eine ruhige Konzentration auf das Kernwort in uns auslösen.

Die Arbeit am Cluster führt nach ein bis zwei Minuten an einen Punkt, an dem Sie plötzlich das Gefühl haben: Jetzt könnte ich einen ersten Satz, den Beginn eines kleinen Textes schreiben. Wenn dieser Gedanke Ihre Assoziationen stört, entspannen Sie sich und warten auf weitere Assoziationen, die sich bald einstellen werden.

Auf jeden Fall kommt dann das »geistige Umschalten« von der freien Assoziation zum Textschreiben. Lassen Sie sich also von irgendeinem Element aus dem Cluster zu Ihrem ersten Satz anregen, schreiben Sie dann weiter, immer mit dem Blick auf weitere Elemente Ihres Clusters. Schreiben Sie acht Minuten lang und mehr als eine Dreiviertelseite. Schreiben Sie einen völlig offenen Text, ohne Anlehnung an traditionelle Textsorten (wie Gedicht, Kurzgeschichte usw.).

Beim Schreiben dürfen Sie ständig zwischen Ihrer Alltagssprache und den Bildern der assoziativen Sprache hin- und herpendeln und beide Sprachebenen miteinander verbinden. Am Ende Ihres Textes kehren Sie zu Ihrem Ausgangssatz zurück und runden Sie mit der Wiederaufnahme des Eingangsgedankens Ihren Text ab. Lesen Sie Ihren Text durch und überarbeiten Sie ihn, wenn Sie mögen.

Hier der Beispiel-Cluster einer 35-jährigen Frau:

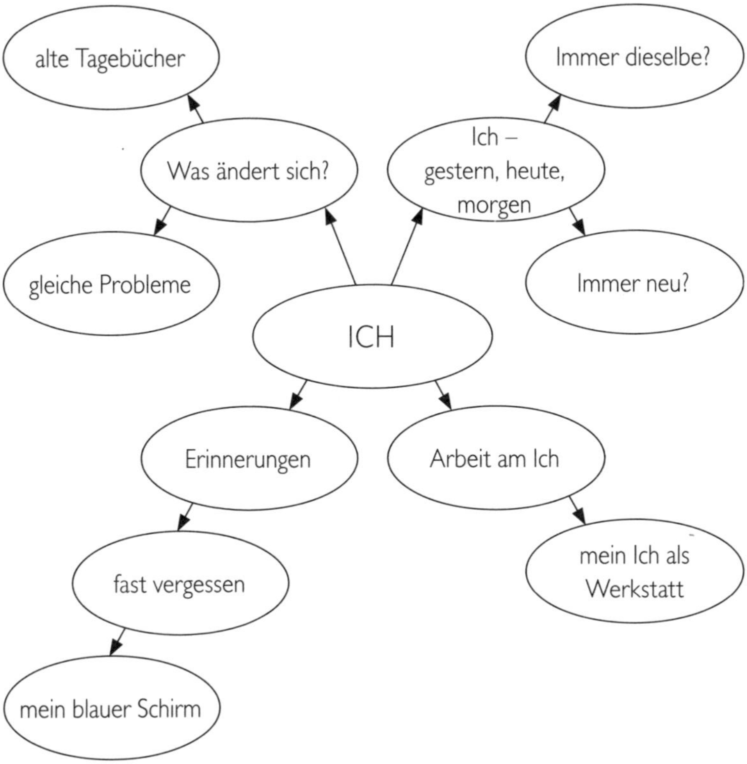

Und dies ist der Text, der aus dem Cluster entstand:

Liebes Ich – gestern, heute, morgen. Du scheinst dieselbe und bist doch immer neu. Alte Erinnerungen bleiben eher in meinen Tagebüchern als in meinem bewussten Gedächtnis. Nie mehr hätte ich womöglich an den blauen Schirm gedacht, den ich mit siebzehn von meiner Patentante geschenkt bekam und unter dem ich eingehakt mit Luc spazieren ging. Siebzehn Jahre, verliebt in Luc – eine andere Zeit, aber dieselben Probleme wie zehn, wie fünfzehn Jahre später. Auch das verraten die Tagebücher. Ich dagegen hätte fest behauptet, ich hätte mich weiterentwickelt – und bin nun unsicher, was stimmt: Immer dieselbe? Eine andere? Dieselbe, aber etwas reifer? Viele Facetten gelebt, manche fortentwickelt, andere unterdrückt – das Ich als Werkstatt. Wohin möchte ich? Und wo liegen meine Grenzen?

Übung: Clustering zum ICH

Schreiben Sie nun Ihren Cluster zum ICH und beziehen Sie dabei die Antworten mit ein, die Ihnen beim Fragebogen spontan eingefallen sind.

Schreiben Sie dann Ihren Text zum Cluster.

Der Erinnerung auf die Spur kommen – Ressourcen erschließen

In diesem Kapitel haben wir verschiedene Methoden kennengelernt, um der Erinnerung auf die Spur zu kommen und Ressourcen zu erschließen:

- die Methode der gelenkten Assoziation (entlang an konkreten Gegenständen oder inneren Bildern),
- die Methode der freien Assoziation (alles frei fließen lassen, wie es zu einem Stichwort in den Sinn kommt),
- die Methode des Freewriting,
- die Methode des seriellen Schreibens (den Erinnerungstext immer auf die gleiche Weise beginnen),
- die Methode des imaginierenden Schreibens,
- die Methode der Literarisierung,
- die Methode des Clustering.

All diese Methoden sollen uns im Folgenden begleiten. Dabei werden wir diesen ersten Zugang zu Erinnerungen aufgreifen und uns vertiefend mit der Frage auseinandersetzen: Wie bin ich die Person geworden, als die ich mich heute erlebe?

4. Erfahrungen schreibend wiederholen und verstehen – die »heilende Biografie«

Mit den folgenden Übungen wenden wir uns zunächst Schlüsselszenen unserer Biografie zu: Schreibend erinnern wir uns an unsere Kindheit und Jugendzeit, wenden uns dann unseren Eltern, den prägenden Figuren unseres Lebens, zu, um uns zum Abschluss mit zentralen Themen des Erwachsenenlebens auseinanderzusetzen, nämlich den Widersprüchen in der Liebe und in der Arbeitswelt. Es geht darum, in unserer Biografie Muster zu erkennen, die unser Verhalten und unseren Lebensstil prägen. Dies wird möglich, da wir durch das Schreiben zunächst in die jeweilige Situationen eintauchen, im Anschluss daran aber auch eine gewisse Distanz einnehmen und die Erlebnisse deuten und einordnen können. Die Auswahl der prägenden Stationen und zentralen Themen unseres Lebens orientiert sich u. a. an den Vorgaben Alfred Adlers (siehe dazu Kapitel 2: Tiefenpsychologische Grundlagen des therapeutischen Schreibens, S. 29ff.). Ziel ist es, die eigene Lebensgeschichte zu verstehen, den eigenen Lebensstil zu erkennen und ggf. zu korrigieren.

In einem weiteren Schritt wenden wir uns verstärkt den kreativen Potentialen des poetischen Selbst zu: Bildern des Unbewussten, wie sie sich in Träumen und Imaginationen zeigen. Hier stehen Aktive Imagination und Tagtraumschreiben im Sinne C. G. Jungs im Vordergrund. Diese Erfahrungen lassen uns zum Abschluss der Schreibreise einen neuen, utopischen Blick auf die eigene Lebensgeschichte werfen.

Im Verlauf dieses Kapitels wenden wir uns schreibend und erinnernd nicht nur prägenden Lebenserfahrungen, sondern auch unterschiedlichen Schichten unserer Persönlichkeit zu. Die Schreibübungen basieren auf der Lehre von den psychischen Schichten der Persönlichkeit, wie sie u. a. von Sigmund Freud herausgearbeitet worden sind. Wir verstehen den Kern der Person als das Ich. Die tieferen Schichten der Psyche begreifen wir als das Unbewusste und die höheren als transpersonale geistige Schichten. Den Weg ins Unbewusste wählen wir in diesen Übungen vor allem durch die von Gabriele Rico entwickelte Cluster-Technik, die freies Assoziieren ermöglicht und damit die strenge Kontrolle des Ich als

Zensor unterläuft. Wir sind damit der freien Assoziation der Psychoanalyse sehr nah.

Den Ausgangspunkt für viele unserer Schreibübungen bilden literarische Texte. Sie führen ins Thema ein und dienen als Modelle, wie auch Sie persönliche Erfahrungen »poetisch verdichten« können. Gerade die lyrische Sprache ermöglicht durch Gleichnisse, Analogien und Bilder eine symbolische Betrachtungsweise. Die festgelegte äußere Form von Gedichten wiederum kann – auch psychologisch gesehen – Halt bieten.

Das Schreiben selbst beinhaltet verschiedene Phasen: Wir brauchen immer a) *Anregungen.* Die können aus dem Alltag stammen, aus dem kulturellen Kontext oder aus der Versenkung in unsere Lebensgeschichte und Lebenserfahrung. Gut ist es, wenn wir mit der Zeit ein nur uns selbst zugängliches Archiv zur eigenen Lebensgeschichte aufbauen, das Bilder, Texte, Musikstücke enthält, mit denen wir Wichtiges verbinden. Die Anregungen führen dann in unsere b) *Assoziationsarbeit.* Diese beginnt mit dem Kernwort. Das Kernwort sammelt um sich die Assoziationsketten, bis es uns möglich ist, umzuschalten, einen Grundgedanken zu formulieren und c) mit dem *Textschreiben* zu beginnen. Den Text können wir später mit anderen teilen und erleben, wie er sich im Kontext verschiedener kommentierender Meinungen darstellt.

Beginnen wir nun unser autobiografisches Projekt mit der sicherlich prägendsten aller Lebensphasen, mit der Kindheit.

Unsere Wurzeln betrachten – wie fing alles an?

Die Ursprungsfamilie – Rückkehr zur Kindheit

Die Kindheit ist in ihrer Bedeutung für die Entwicklung der Persönlichkeit gar nicht zu überschätzen. Wenn auch ein gewisser Teil unserer Entwicklung von unserer Anlage abhängt, ist ein Großteil auf Einflüsse aus unserer Kindheit zurückzuführen. Aber die Kindheit ist eine Welt, die sich unseren bewussten Blicken entzogen hat. Unsere kindliche Phantasie wie unsere kindlichen Denk- und Erfahrungsmuster sind vergessen. Da aber die Kreativität beim Schreiben davon abhängt, wieweit wir die kindliche Spontaneität im Umgang mit Worten und Gefühlen wiedergewinnen, ist die Rückkehr zur Kindheit unerlässlich.

In unserem Unbewussten sind die Spuren der Kindheit aufbewahrt: als Grundrisse der Charakterbildung, als primäre Assoziationsbahnen, als Spuren unserer Triebgeschichte und als Wundmale unserer Sozialisation. Aber auch die Kraft animistischen, magischen, mythischen Denkens können wir in unserer Kindheit wiederfinden. Es gibt deshalb keine Dichtung, die sich nicht aus den Quellen der Kindheit speist. Doch der Weg zur Kindheit ist lang, und nicht auf jedem Vorstoß unserer Expedition können wir schon Entdeckungen machen. Wir müssen hier sowohl Geduld als auch eine Schärfung des inneren Ohres und inneren Auges mitbringen, damit wir die Signale aus dieser fernen Welt auch hören und sehen, denn diese Signale sind meist sehr schwach.

Übung: Meine ersten Kindheitserinnerungen

Schließen Sie die Augen und versetzen Sie sich in Ihre Kindheit zurück. Versuchen Sie, sich zu erinnern. Öffnen Sie Ihre Augen wieder und lesen Sie den folgenden kleinen Fragebogen. Versuchen Sie, sich Notizen zu den Fragen zu machen, die Sie beantworten können. Die Antworten, die Sie besonders beeindrucken, wählen Sie als Kernwort Ihres Clusters zur Kindheitserinnerung.

Fragen zur Kindheit

- Was war meine erste große Freude?
- Was waren meine schönsten Spiele?
- Was waren meine liebsten Erlebnisse?
- Was waren meine ersten Ängste?
- Was waren meine tiefsten Enttäuschungen?
- Was war meine erste Einsamkeit und was fühlte ich genau?

Wählen Sie also Ihr Kernwort. Bilden Sie einen Cluster, wie Sie es im Abschnitt »Schreibmethode 7: Clustering« in Kapitel 3 (S. 61ff.) kennengelernt haben. Schreiben Sie dann Ihren Text. Nach zehn Minuten, wenn Sie Ihren Text beendet haben, legen Sie Ihr Schreibbuch weg.

Lesen Sie nun die beiden folgenden Texte, die Kindheitserfahrungen zum Ausdruck bringen. Der erste Text stammt von Rainer Maria Rilke. Es ist ein Auszug aus den *Aufzeichnungen des Malte Laurids Brigge* (1910):

Ich liege in meinem Bett, fünf Treppen hoch, und mein Tag, den nichts unterbricht, ist wie ein Zifferblatt ohne Zeiger. Wie ein Ding, das lange verloren war, eines Morgens auf seiner Stelle liegt, geschont und gut, neuer fast als zur Zeit des Verlustes, ganz als ob es bei irgend jeman-

dem in Pflege gewesen wäre –: so liegt da und da auf meiner Bettdecke Verlorenes aus der Kindheit und ist wie neu. Alle verlorenen Ängste sind wieder da. Die Angst, daß ein kleiner Wollfaden, der aus dem Saum der Decke heraussteht, hart sei, hart und scharf wie eine stählerne Nadel; die Angst, daß dieser kleine Knopf meines Nachthemdes größer sei als mein Kopf, groß und schwer; die Angst, daß dieses Krümchen Brot, das jetzt von meinem Bette fällt, gläsern und zerschlagen unten ankommen würde, und die drückende Sorge, daß damit eigentlich alles zerbrochen sei, alles für immer; die Angst, daß der Streifen Rand eines aufgerissenen Briefes etwas Verbotenes sei, das niemand sehen dürfe, etwas unbeschreiblich Kostbares, für das keine Stelle in der Stube sicher genug sei; die Angst, daß ich, wenn ich einschliefe, das Stück Kohle verschlucken würde, das vor dem Ofen liegt; die Angst, daß irgendeine Zahl in meinem Gehirn zu wachsen beginnt, bis sie nicht mehr Raum hat in mir; die Angst, daß das Granit sei, worauf ich liege, grauer Granit; die Angst, daß ich schreien könnte und daß man vor meiner Tür zusammenliefe und sie schließlich aufbräche, die Angst, daß ich mich verraten könnte und alles das sagen, wovor ich mich fürchte, und die Angst, daß ich nichts sagen könnte, weil alles unsagbar ist, – und die anderen Ängste … die Ängste.
Ich habe um meine Kindheit gebeten, und sie ist wiedergekommen, und ich fühle, daß sie immer noch so schwer ist wie damals und daß es nichts genützt hat, älter zu werden.[33]

Der zweite Text stammt von Georg Trakl aus dem Zyklus *Offenbarung und Untergang* (1914):

Seltsam sind die nächtigen Pfade des Menschen. Da ich nachtwandelnd an steinernen Zimmern hinging und es brannte in jedem ein stilles Lämpchen, ein kupferner Leuchter, und da ich frierend aufs Lager hinsank, stand zu Häupten wieder der schwarze Schatten der Fremdlingin und schweigend verbarg ich das Antlitz in den langsamen Händen. Auch war am Fenster blau die Hyazinthe aufgeblüht und es trat auf die purpurne Lippe des Odmenden das alte Gebet, sanken von den Lidern kristallne Tränen, geweint um die bittere Welt. In dieser Stunde war ich im Tod meines Vaters der weiße Sohn. In blauen Schauern kam vom Hügel der Nachtwind, die dunkle Klage der Mutter, hinsterbend wieder, und ich sah die schwarze Hölle in meinem Herzen; Minute schimmernder Stille. Leise trat aus kalkiger Mauer ein unsägliches Antlitz –

ein sterbender Jüngling – die Schönheit eines heimkehrenden Geschlechts. Mondesweiß umfing die Kühle des Steins die wachende Schläfe, verklangen die Schritte der Schatten auf verfallnen Stufen, ein rosiger Reigen im Gärtchen.[34]

Übung: Sich in die Kindheit anderer einfühlen

Lesen Sie beide Texte mindestens zwei- oder dreimal durch. Wählen Sie dann aus jedem Text die Stelle aus, die Sie am meisten berührt. Die beiden Stellen schreiben Sie auf je eine Seite in Ihrem Schreibbuch und benutzen Sie jeweils als Kernwort für einen vorbereitenden Cluster. Es entstehen also zwei Cluster.

Überlegen Sie: Welches Thema findet sich in beiden Clustern wieder? Dieser Grundgedanke wird Ihr Kernwort für Ihren Schlusscluster, den Sie nun ausführen und den Sie, nach dem Umschalten von der freien Assoziation zum Textschreiben, in einen Text verwandeln (Dauer: zwölf Minuten). Wenn er fertig ist, vergleichen Sie ihn nun mit Ihrem Text aus der vorhergehenden Übung. Versuchen Sie, Unterschiede in Ihren Texten zu benennen.

Die Eltern – Schlüsselfiguren des eigenen Lebens

Die Eltern sind die Schlüsselfiguren des eigenen Lebens: Mit ihnen sind wir auf intensivste Weise verbunden; sie sind es, die den wichtigsten Einfluss auf unser Leben gehabt haben. Oft schwankt unser Elternbild: Ablehnung, Sehnsucht, Gleichgültigkeit überdecken ihre Macht. Wir wollen hinter diesen Deck-Emotionen nach dem Elternbild unserer Kindheit suchen. Dabei finden wir nicht nur viel über die wichtigsten anderen Menschen in unserem Leben heraus, sondern auch über uns selbst.

Übung: Mein Vater / meine wichtigste männliche Bezugsperson

Wir wollen versuchen, uns ein Bild des eigenen Vaters oder, falls wir uns nicht an ihn erinnern können, der wichtigsten männlichen Bezugsperson nahezuholen. Dazu stellen wir uns zunächst wieder einige Fragen:

Fragen zum Vater

- Wie alt war er bei meiner Geburt? Wie alt ist er heute?
- Was war sein Beruf?
- Wer waren seine Eltern?
- Wie war seine Persönlichkeit?

- Wie strafte er, wie belohnte er?
- Hatte ich Vertrauen zu ihm? Ab einem bestimmten Zeitpunkt? Änderte sich dies?
- Wie gut war meine Beziehung zu ihm?
- Gibt es Träume, die von meinem Vater handeln?
- Gibt es etwas, das ich mir von ihm wünsche?
- Falls er schon gestorben ist: Wann war das und woran ist er gestorben?

Notieren Sie sich schnell die Antworten. Finden Sie ein Kernwort und entwerfen Sie zum Thema Vater einen Cluster. Warten Sie aber noch mit dem Schreiben eines Textes, und lesen Sie zuerst einen Auszug aus Rainer Maria Rilkes *Stundenbuch* zum Thema Vater:

[...]

Und seine Sorgfalt ist uns wie ein Alb,
und seine Stimme ist uns wie ein Stein, –
wir möchten seiner Rede hörig sein,
aber wir hören seine Worte halb.
Das große Drama zwischen ihm und uns
lärmt viel zu laut, einander zu verstehn,
wir sehen nur die Formen seines Munds,
aus denen Silben fallen, die vergehn.
So sind wir noch viel ferner ihm als fern,
wenn auch die Liebe uns noch weit verwebt,
erst wenn er sterben muß auf diesem Stern,
sehn wir, daß er auf diesem Stern gelebt.

Das ist der Vater uns. [...][35]

Wenn Sie das Gedicht gelesen haben, nehmen Sie Ihren Cluster wieder vor und schreiben Sie Ihren Vater-Text, wobei Sie ruhig Anleihen bei Rilke machen können.

Lesen Sie nun die zwei folgenden Texte zum Thema Mutter. Das erste Gedicht stammt von Else Lasker-Schüler (1925):

Meine Mutter

War sie der große Engel,
Der neben mir ging?
Oder liegt meine Mutter begraben
Unter dem Himmel von Rauch –
Nie blüht es blau über ihrem Tode.

Wenn meine Augen doch hell schienen
Und ihr Licht brächten.

Wäre mein Lächeln nicht versunken im Antlitz,
Ich würde es über ihr Grab hängen.
Aber ich weiß einen Stern,
Auf dem immer Tag ist;
Den will ich über ihre Erde tragen.
Ich werde jetzt immer ganz allein sein
Wie der große Engel,
Der neben mir ging.[36]

Das zweite Gedicht stammt von Gottfried Benn (1913):

Mutter

Ich trage dich wie eine Wunde
auf meiner Stirn, die sich nicht schließt.
Sie schmerzt nicht immer. Und es fließt
das Herz sich nicht draus tot.
Nur manchmal plötzlich bin ich blind und spüre
Blut im Munde.[37]

Übung: Meine Mutter / meine wichtigste weibliche Bezugsperson
Lesen Sie sich die Gedichte mehrmals durch. Suchen Sie ein Kennwort für ein Gedicht über Ihre Mutter bzw. über Ihre wichtigste weibliche Bezugsperson. Schreiben Sie einen Cluster und dann einen Text über Ihre Mutter (nicht länger als eine halbe Seite, Schreibdauer: zehn Minuten). Vergleichen Sie dann Ihren Text über Ihren Vater mit dem über Ihre Mutter. Notieren Sie sich die unterschiedli-

chen Gefühle, die beide Texte in Ihnen hervorrufen. Diese Notizen in Ihrem Schreibbuch sind nur für Sie.

Das Beziehungsgeflecht – Familienmuster offenlegen

Am stärksten wird das eigene Leben von der Herkunftsfamilie geprägt. Viele spätere Wahrnehmungen, Beziehungskonstellationen und Grundkonflikte finden hier ihren Ursprung, wobei natürlich das Leben eines jeden einzelnen Familienmitglieds Teil einer langen Generationgeschichte ist. Die Stellung des Einzelnen in dieser Generationsgeschichte erhellt das Genogramm: Es verdeutlicht den Stammbaum und die Beziehungen der Familienmitglieder zueinander.

In den folgenden Übungen werden Sie in drei Schritten Ihr persönliches Genogramm entwickeln und die Beziehungen zu den einzelnen Familienmitgliedern reflektieren. Achten Sie dabei bitte auch in besonderem Maße auf die Entwicklung Ihres Lebensstils und Ihrer Art, Beziehungen zu führen. Fragen Sie sich: Inwieweit hat Ihre Familie Ihr persönliches Rollenverständnis als Frau oder Mann geprägt?

Übung: Das Genogramm meiner Herkunftsfamilie

Bei einem Genogramm werden die Beziehungen der Familienmitglieder mithilfe von bestimmten Linienarten verdeutlicht. Männliche Familienmitglieder werden mit einem Quadrat dargestellt, weibliche mit einem Kreis:

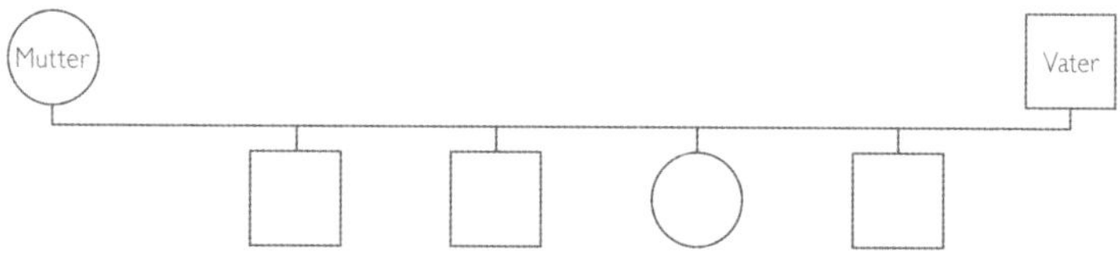

Die Beziehungsarten werden folgendermaßen dargestellt:

sehr eng:

distanziert:

konfliktreich:

verschmolzen und konfliktreich:

Entfremdung oder Abbruch (mit Datum):

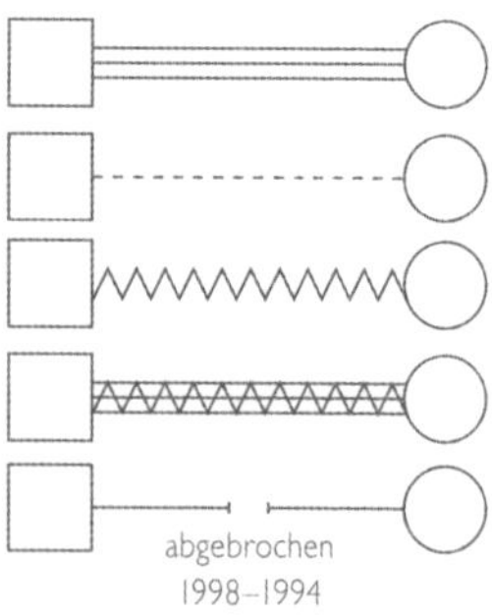

Entwickeln Sie nun Ihr Familiengenogramm:

- Zeichnen Sie zuerst das Genogramm Ihrer Geschwisterkonstellation, also zunächst nur die Geschwister und die Beziehungsarten.
- Beschreiben Sie die Beziehung zu Ihren Geschwistern in einem kleinen Text.
- Zeichnen Sie dann das Genogramm Ihrer Herkunftsfamilie. Ergänzen Sie dazu das Genogramm Ihrer Geschwisterkonstellation um die Eltern und tragen Sie die Beziehungsarten ein: zwischen den Eltern und zwischen den Eltern und den Kindern.
- Verfassen Sie anschließend einen kleinen Text dazu.

Zeichnen Sie nun das Genogramm mit den Großeltern:

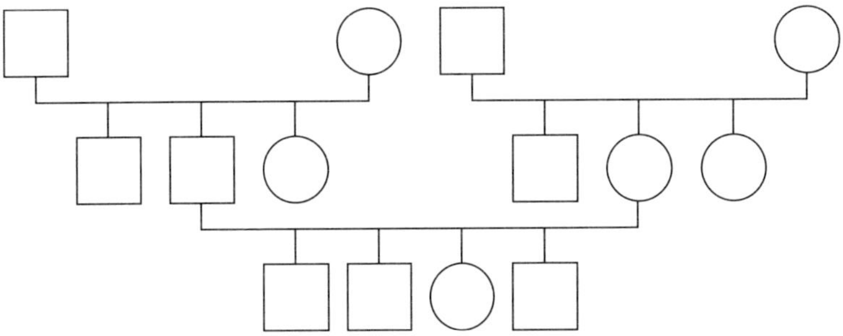

- Beschreiben Sie in einem kurzen Text den Einfluss der Großeltern mütterlicher- und väterlicherseits auf Ihre Familie, d. h. sowohl auf Ihre Eltern als auch auf Sie als Kinder.

Übung: Ein Familienmitglied sprechen lassen

Versetzen Sie sich in eine der im Genogramm vorgestellten Personen und lassen Sie sie in einem fiktiven Tagebucheintrag ihr Lebensgefühl und ihre Beziehung zu einem anderen Familienmitglied aus dem Genogramm ausdrücken.
Wiederholen Sie die Übung eventuell später aus der Sicht der anderen Person.

Übung: Konfliktpartner im Dialog

Schreiben Sie einen Dialog zweier Familienmitglieder, deren Beziehung Sie im Genogramm als konflikthaft bezeichnet haben.

Den eigenen Weg finden: Abschied von den Eltern

Die Stürme der Jugend

Die Jugend ist eine Übergangsphase zwischen einer Zeit enger familiärer Bindung und der unabhängigen Existenz als erwachsener Mensch. Sie ist meist geprägt von Abgrenzung gegenüber den Eltern; man will unabhängig sein und ist dabei doch auf andere angewiesen.

Es ist oft eine schwierige Zeit: Der Freundeskreis bietet zwar Unterstützung beim Kampf gegen Schule und Elternhaus, und die Peergroup hilft beim Entwurf großer Perspektiven, doch letztlich wird meist nicht viel daraus. Sexuelle Sehnsüchte brechen auf, erste große Lieben und Trennungen sind zu überstehen.

Man will das Leben mit einem Streich gewinnen und gerät doch allzu schnell an seine Grenzen, ohne dies zugeben zu können. Viele Grübeleien in dieser Zeit kreisen um die Fragen: Wer bin ich? Was kann ich? Was will ich mit meinem Leben anfangen? Oft ist man verwirrt und frustriert, weil die Gesellschaft wie eine Wand erscheint, an der alle Selbstentwürfe einfach abprallen. Und der Kampf um die Berufsausbildung fordert häufig, dass man mit dem Kopf durch die Wand muss.

Aber es gibt auch die Gegenentwürfe der Jugendkulturen. Früher waren es z. B. die Wandervögel, Beatniks oder die Hippies, heute gibt es die Punks, Rocker, Fußballfans, Ökos, Gothics, Skater, Raver, Hip-Hopper und viele mehr. All die entsprechenden Szenen bieten Zugehörigkeit und Lebensentwürfe an. Doch es bleibt ein langer Kampf um die eigene Identität. Und sind die Kämpfe endlich ausgefochten, kommt oft eine Existenz heraus, die derjenigen der Eltern allzu ähnlich ist – trotz aller Abgrenzungsversuche.

Übung: Erinnerungen an meine Jugendzeit

Machen Sie sich ein Bild von Ihrer Jugend. Lassen Sie sich dabei von folgenden Fragen anregen:

Fragen zu meiner Jugend

- Wer waren meine Freundinnen und Freunde?
- War ich in einer Jugendgruppe aktiv? In was für einer?
- An welche Auseinandersetzungen mit den Eltern kann ich mich erinnern?
- Wer war meine erste große Liebe?
- Welche Erfahrungen mit Sexualität gab es?

- Unter welchen Verstimmungen habe ich gelitten? Gab es Größenphantasien oder Weltverzweiflung?

Stellen Sie fest, welches die wichtigsten Assoziationen für Sie sind. Machen Sie einen Cluster zum Kernwort »Jugend« und bringen Sie hier Ihre Assoziationsketten ein. Clustern Sie so lange, bis der Umschalteffekt sich einstellt. Dann schreiben Sie Ihren Text, nicht länger als zehn Minuten. Achten Sie darauf, dass Anfang und Schluss Ihres Textes sich aufeinander beziehen, dass der Text sich also abrundet.

Übung: Jugend in der Literatur
Überprüfen Sie nun, wie Schriftsteller das Thema Jugend bearbeiten. Wir stellen Ihnen dazu zwei Gedichte aus verschiedenen Zeiten vor: eines von Ernst Wilhelm Lotz und eines von Hans Magnus Enzensberger.
Lesen Sie sich die Texte mehrmals durch. Unterstreichen Sie die wichtigsten Stellen, die Worte und Sätze, die Ihnen am besten gefallen.
Nehmen Sie dann Ihren Text aus der vorhergehenden Übung wieder vor und versuchen Sie, die neuen Aspekte, die Ihnen die Texte von Lotz und Enzensberger vermittelt haben, in Ihren eigenen Jugend-Text einzubauen. Überarbeiten Sie dann Ihren Text noch einmal.
Notieren Sie, welche Anregungen Ihnen die Texte der Schriftsteller vermittelt haben.

Das erste Gedicht stammt von Ernst Wilhelm Lotz (1890–1914, gefallen in Frankreich); geschrieben wurde das Gedicht 1910:

Aufbruch der Jugend

Die flammenden Gärten des Sommers, Winde, tief und voll Samen,
Wolken, dunkel gebogen, und Häuser, zerschnitten vom Licht.
Müdigkeiten, die aus verwüsteten Nächten über uns kamen,
Köstlich gepflegte, verwelkten wie Blumen, die man sich bricht.

Also zu neuen Tagen erstarkt wir spannen die Arme,
Unbegreiflichen Lachens erschüttert, wie Kraft, die sich staut,
Wie Truppenkolonnen, unruhig nach Ruf der Alarme,
Wenn hoch und erwartet der Tag überm Osten blaut.

Grell wehen die Fahnen, wir haben uns heftig entschlossen,
Ein Stoß ging durch uns, Not schrie, wir rollen geschwellt,
Wie Sturmflut haben wir uns in die Straßen der Städte ergossen
Und spülen vorüber die Trümmer zerborstener Welt.

Wir fegen die Macht und stürzen die Throne der Alten,
Vermoderte Kronen bieten wir lachend zu Kauf.
Wir haben die Türen zu wimmernden Kasematten zerspalten
Und stoßen die Tore verruchter Gefängnisse auf.

Nun kommen die Scharen Verbannter, sie strammen die Rücken,
Wir pflanzen Waffen in ihre Hand, die sich fürchterlich krampft,
Von roten Tribünen lodert erzürntes Entzücken,
Und türmt Barrikaden, von glühenden Rufen umdampft.

Beglänzt von Morgen, wir sind die verheißnen Erhellten,
Von jungen Messiaskronen das Haupthaar umzackt,
Aus unsern Stirnen springen leuchtende, neue Welten,
Erfüllung und Künftiges, Tage, sturmüberflaggt![38]

Das zweite Gedicht stammt von Hans Magnus Enzensberger, verfasst 1956:

erinnerung an die schrecken der jugend

ein bett aus nesseln ist die nacht
wie rosa knistert deine hand
hat einst an meinem hals gelacht
hat gin das blinde herz verbrannt
ist segelflammend meine jacht

im klippenkalk der côte ragouse
den biß im salz des meeres laug
o zeig mir den zerbrochnen fuß
nach kampfer riecht dein dunkles aug
im blut versunken treibt ein blues

o haß du taubes schibboleth
laß meine letzte stunde los

durch die ein d-zug pfeifend geht
was sind die wartesäle groß
die kellner trommeln zum gebet.[39]

Die Zeit, in der ich groß wurde – Leben damals und heute

Neben den familiären Lebensbedingungen übt natürlich die Zeitgeschichte einen entscheidenden Einfluss auf die persönliche Lebensgestaltung aus und bestimmt die Erfahrungsschätze, die man in seinem Leben sammelt. Das Leben des Einzelnen ist immer in das Gefüge von Staat und Gesellschaft eingebettet. Wer lebt, ist Zeitzeuge gesellschaftspolitischen Geschehens. Um sich dieser Dimension des eigenen Lebens bewusst zu werden, wollen wir uns nun das eigene Leben auf einer Zeitleiste ansehen.

Berücksichtigen Sie dabei bitte auch die folgenden Aspekte: Gehören Sie einer gesellschaftlichen Minderheit an? Haben Sie Ausgrenzung aufgrund von Nationalität, Hautfarbe, Geschlecht oder Religionszugehörigkeit erfahren?

Übung: Was ich damals erlebt habe

- Bestimmen Sie mindestens fünf für Ihr Leben einschneidende zeitgeschichtliche Ereignisse, die Sie in chronologischer Reihenfolge aufschreiben.
- Notieren Sie zu diesen Ereignissen stichwortartig Ihre Erlebnisse.

Wichtige Zeitereignisse	Was habe ich erlebt?

- Klären Sie den wichtigsten Schwerpunkt Ihrer Zeitzeugenschaft und verfassen Sie zu einem wichtigen Zeitereignis mithilfe eines Clusters einen kleinen Bericht.

Übung: Leben damals – Leben heute

- Suchen Sie sich ein Ereignis aus, das Sie besonders berührt hat – vielleicht eines, an das Sie durchaus recht gerne zurückdenken.
- Schreiben Sie einen seriellen Dreizeiler: »Leben damals war …«
- Der nächste serielle Dreizeiler heißt dann: »Leben heute ist …«
- Nun fertigen Sie einen Abschlussatz: »Ich wünschte …«

Leben damals war bescheiden.
Leben damals war viele Menschen in drei kleinen Räumen.
Leben damals war soziale Kontrolle in Gemeinde und Nachbarschaft.

Leben heute ist freier.
Leben heute ist mein großräumiges Appartement.
Leben heute ist Telefon und Skype statt Nachbarschaftsplausch.

Ich wünschte ab und an mal ein spontanes Treffen, nicht erst verabreden, einfach so.

- Clustern Sie nun zu Ihrem gerade notierten Wunsch und schreiben Sie, wenn Sie mögen, noch einen kleinen Text darüber, inwiefern Sie Ihren Wunsch in Bezug auf das heutige Leben umsetzen können.

Aus ganzem Herzen leben – schreibend und dichtend der Liebe nahe bleiben

Erwachsene, auch wenn sie in ihrer Identität gefestigt sind, sehen sich im Leben mit einer Vielzahl an Widersprüchen konfrontiert, die sie bis zu ihrem Tod begleitet. Viele versuchen, sie zu überwinden, doch sie müssen sich mit ihnen immer wieder auseinandersetzen. Denn man kann den Widersprüchen nicht entfliehen: Das Leben ist voller Gegensätze und Polaritäten, und unsere Existenz bleibt letztlich immer fragmentarisch. Man kann den unbewussten Kräften, die zu Flucht und Regression treiben, nachgeben oder versuchen, an und mit der Widersprüchlichkeit des Lebens zu wachsen. Diese Art der Persönlichkeitsentwicklung ist nicht einfach und ohne Konzentration auf das Wesentliche nicht zu leisten. Man muss wissen, wie man zu den Polaritäten des Lebens steht.

In diesem und im nächsten Abschnitt (»Der Weg geht weiter – im Beruf sein eigener Coach sein«, S. 85ff.) wollen wir zwei Widersprüche kennenlernen und erfahren, wie wir bewusst und unbewusst mit ihnen umgehen: Es geht um die polaren Gegensätze zwischen den Geschlechtern und zwischen Macht und Ohnmacht.

Als Mittel der Auseinandersetzung mit Polaritäten entwickeln wir nun einen »Widerspruchs-Cluster«. Er besteht aus einem doppelten, polaren Kernwort und doppelten, gegensätzlichen Assoziationsketten. Sehen Sie sich folgende Beispiele für solche polaren Kernwörter an:

gut/böse heiß/kalt hell/dunkel

Gott/Teufel Leben/Tod

Und hier ein Beispiel für eine polare Assoziationskette:

Leben: dein Lächeln, Lebendigkeit, du auf der Almwiese, wir Arm in Arm
Tod: Totenstarre, dein Sarg, Erde zu Erde, ich allein, Endzeit

Wenn Sie mit einem Widerspruchs-Cluster arbeiten, werden Sie bald merken, wie sich die Assoziationsbewegung zwischen den Spannungspolen hin- und herbewegt und in Ihnen ein Druck entsteht, die Widersprüche aufzuheben. Der Vorgang des Umschaltens vom Assoziieren zum Textschreiben ist beim Widerspruchs-Cluster viel deutlicher zu bemerken. Und der Text, der entsteht, bringt diese Spannung viel stärker zum Ausdruck. Sie werden auch merken, dass Sie viel mehr in Bildern und Metaphern schreiben, weil sich in ihnen Widersprüche besser ausdrücken lassen als in nüchterner Prosa.

Texte mit Gegensatzspannung entwickeln sich fast von allein zum Dialog, zur Aktion zwischen zwei Figuren, zur spannenden Handlung. Gehen Sie dieser Tendenz in Ihren Texten nach. Die Arbeit mit dem Widerspruchs-Cluster dauert länger als mit dem einfachen Cluster. Gestehen Sie sich vier statt nur zwei Minuten des Assoziierens zu, lassen Sie größere Assoziationssprünge zu und versuchen Sie, eine *klare zentrale Aussage* zu formulieren, die als Überschrift Ihres Textes dem ganzen

Schreibvorgang eine Richtung gibt. Polare Texte wie diese vermitteln uns viel von der Kraft des Ich, die Gegensätze zu vereinen. Sie können Überlebensstrategien deutlich werden lassen, die wir vorher gar nicht wahrgenommen haben, und manchmal ermöglichen sie sogar eine Transzendenzerfahrung, die mit der Vereinigung der Gegensätze einhergeht.

Liebe und Leid – »Irgendetwas hält mich davon ab …«

Übung: Den Gegensatz zwischen Mann und Frau erkunden

Überlassen Sie sich Ihren Assoziationen zum Verhältnis zwischen Mann und Frau. Denken Sie an das Bild von Mann und Frau, das Ihr Leben bestimmt. Als Hilfsmittel schreiben Sie auf einer neuen Seite Ihres Schreibbuches den Widerspruchs-Cluster:

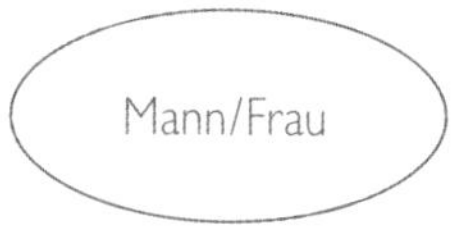

Arbeiten Sie diesen Cluster mindestens vier Minuten lang aus. Schreiben Sie dann Ihre klare, zentrale Aussage auf, anschließend schnell Ihren Text und runden Sie ihn mit einer Überschrift ab.

In der nächsten Übung wollen wir uns mit der Distanz zwischen Mann und Frau beschäftigen. Deshalb ziehen wir zwei Gedichte hinzu. Das erste ist von Jürgen Theobaldy, der 1976 über die Entfremdung des Mannes von der Frau schrieb:

Irgendetwas

Irgendetwas hält mich davon ab
dich zu lieben. Du bist schön. Ich
mag dich. Gern sitze ich neben dir
im Kino und versuche, die Menschen
auf der Leinwand zu verstehen.
Und gern bin ich mit dir am Tisch
schaue dich an und lausche auf
den Wein, wie er langsam in den Abgrund
hinter unsern Augen rieselt. Ich kann
dir auch sehr viel erzählen, zum Beispiel
wie ich die Leiche deines Vaters

vergraben habe, im Traum natürlich
oder wie das Licht anging, als ich
auf dir lag, auch im Traum, denn ich
kann dich nicht lieben. Es geht nicht.
Eine Mauer oder so was, eine unsichtbare
Wand aus Glas, oder sogar
ein kurzer scharfer Schnitt zwischen
meinem Kopf und meinem Körper. Und
jetzt, anstatt dich zu lieben
schreibe ich dieses Gedicht. Umgekehrt
wäre besser, würdest du sagen, wenn du
dieses Gedicht gelesen hättest. Aber
du hast es nicht gelesen, das heißt
ich habe es dir nicht gezeigt.[40]

Das zweite Gedicht aus dem Jahre 1978 stammt von Renate Rasp; es spricht von der Entfremdung der Frau vom Mann:

Eine kühle Romanze

Die Phantasie der Frau
ist stärker als der Mann,
der nur im Badezimmer etwas darstellt.
Gebt jeder Frau ein Kind aus der Retorte,
wenn sie achtzehn ist,
dann hat sie einen Geist,
mit dem sie leben kann, und wird sich
einen Teufel darum scheren, was da die
Männer, die um sie herum sind, von ihr denken,
denn sie wird ja von einem Geist geliebt
und kann jetzt ihre Zeit damit verbringen
einen Titanen aufzuziehen.
Und wenn der Titan sterben sollte?
Was macht ihr das?
Sie hat nicht nötig, in der Nacht die Straßen
abzusuchen, auf Cocktailpartys sich nach
Herrn Richtig umzusehn,
die schwüle Szene in dem Ehebett
tauscht sie gegen den kühlen Raum

der Wissenschaft.
Liebe – dabei für sich sein!
Das ist das Ideal.
Die unzerstörte Phantasie.
Keine Erniedrigung! Kein Ehekrieg.
Das Kind von morgen
heißt Gewißheit,
Sicherheit
und Mut.[41]

Übung: Den Gegensatz von Mann und Frau beschreiben
Lassen Sie diese unterschiedlichen Gedichte auf sich wirken und nehmen Sie in ein paar Sätzen schriftlich Stellung zum Gegensatz von Mann und Frau.
Wählen Sie dann den Kernsatz »Irgendetwas hält mich davon ab« als Ausgangspunkt für ein eigenes Cluster, in das die Gegensätze der Mann-Frau-Beziehung, so wie Sie sie sehen, eingehen. Schreiben Sie nicht länger als zehn Minuten an Ihrem Text. Überarbeiten Sie ihn am Schluss, indem Sie nochmals das Theobaldy- und das Rasp-Gedicht mit Ihrem Text vergleichen.

»Ich bin du« – In Kurzgeschichten den Perspektivwechsel wagen
Warum begegnen wir in unseren Beziehungen zu Menschen, auch zu denen, die uns am nächsten stehen, immer wieder ähnlichen Problemen und Verstrickungen? Was erschwert das gegenseitige Verständnis so, dass sich selbst in der Liebe und zwischen Lebenspartnern immer wieder eine Kluft auftut?

Die Antwort des Psychologen Paul Watzlawick mag auf den ersten Blick verblüffend erscheinen: Nach Watzlawick konstruieren wir selbst unsere Wirklichkeit, schaffen die Zwänge, unter denen wir leiden, durch vorgefertigte Sichtweisen, die wir nicht mit der Perspektive unserer Mitmenschen abgleichen. Wie gefangen man in den eigenen Vorstellungen sein kann, zeigt Watzlawick in ironischer und humorvoller Weise in seinem Buch *Anleitung zum Unglücklichsein*. Sehr einprägsam ist hier die »Geschichte mit dem Hammer«, die von einem Mann handelt, der ein Bild aufhängen will, aber keinen Hammer besitzt. Er beschließt also, seinen Nachbarn zu bitten, ihm einen Hammer zu leihen – und in diesem Moment kommen ihm Zweifel: Er fragt sich, ob der Nachbar ihm den Hammer wohl überhaupt leihen will, schließlich hat er ihn letztens noch nicht einmal richtig gegrüßt. Vielleicht war er nur in Eile, vielleicht aber, so argwöhnt er, kann der Nachbar ihn aber auch einfach nicht leiden. Wieso kann er nicht einfach einen Hammer ausleihen, wie andere Leute das auch machen würden? Warum ist er nur so ein Ekel und muss einem das Leben vergiften? Wutentbrannt stürmt er zur Tür des Nachbarn, klingelt, und als dieser die Tür öffnet, brüllt er ihn an, er könne sich seinen Hammer an den Hut stecken.[42]

In der Geschichte mit dem Hammer ist es offensichtlich: Der Erzähler ist so sehr in seinen eigenen Vorstellungen gefangen, dass er nicht auf die ihn umgebende Realität reagiert, sondern allein auf seine inneren Grundannahmen. Und auch die zu erwartende verblüffte bis ablehnende Reaktion des Nachbarn auf seinen emotionalen Ausbruch wird er in dieses Vorstellungssystem einordnen und sich in seiner Sicht der Dinge bestätigt fühlen.

Um gelungenere menschliche Beziehungen eingehen zu können und Konflikte anders als durch Sieg oder Niederlage zu beenden, reicht oft bereits ein ganz einfaches Mittel: der Perspektivwechsel. Wir können uns fragen: Wie sähe das Ereignis aus der Sicht der anderen beteiligten Person aus?

Über den Mann mit dem Hammer können wir leicht schmunzeln – Verstrickungen bei anderen Menschen sind natürlich immer viel offensichtlicher als bei uns selbst. Doch die folgende Übung kann Ihnen vielleicht eine neue Sicht eröffnen – indem Sie ein bekanntes Ereignis mehrfach aus unterschiedlichen Perspektiven betrachten. Wählen Sie einen der von Ihnen bereits verfassten Texte aus oder lassen Sie sich von der folgenden Liste zu einem autobiografischen Kurztext inspirieren. Wichtig ist, dass Sie eine ganz konkrete Situation schildern, in der mindestens zwei Personen beteiligt sind.

Übung: Durch die Brille der anderen sehen

- Erinnerungen an erste Ereignisse sind oft der Schlüssel zur gesamten weiteren zwischenmenschlichen Beziehung. Ergänzen Sie daher zunächst die folgende Liste und schreiben Sie Ihre Erinnerungen in Stichworten hinzu.

Erste Ereignisse	Meine Erinnerungen
Das erste Missverständnis	
Das erste gemeinsame Abenteuer	
Der erste Kuss	
Die erste Beziehungskrise	
Der erste gemeinsame Urlaub	
Das erste Kind	
Die erste gemeinsame Wohnung	

- Wählen Sie dann ein zentrales Ereignis aus, verfassen Sie dazu einen Cluster und schreiben Sie anschließend eine kurze autobiografische Geschichte in der Ich-Form. Nehmen Sie dann diesen Text als Grundlage für Folgendes:
- *Perspektivwechsel:*
  Erzählen Sie das in der Geschichte dargestellte Ereignis noch einmal aus der Perspektive einer anderen beteiligten Person, also z. B. beim ersten Missverständnis aus der Sicht Ihres Partners oder Ihrer Partnerin. Verwenden Sie dabei wiederum die Ich-Perspektive.
- *Überarbeitung:*
  Schreiben Sie die Geschichte ein drittes Mal. Diesmal verwenden Sie die 3. Person (Er- oder Sie-Form) als Erzählperspektive. Sie schreiben also aus einer objektiveren Perspektive. An passenden Stellen lassen Sie aber die beteiligten Personen selbst sprechen. Fügen Sie dazu Stellen aus dem ersten und zweiten Text als innere Monologe ein.
- *Reflexion:*
  Welche Unterschiede können Sie zwischen den einzelnen Fassungen feststellen? Welche Schlüsse ziehen Sie daraus?

Der Weg geht weiter – im Beruf sein eigener Coach sein

Die Mühlen der Macht – oben und unten

Das Lebensgefühl eines Erwachsenen wird auch davon bestimmt, wie viel Macht er hat und wie er sich zur Macht verhält. Auch im Tierreich gibt es Hack- und Beißordnungen, die die sozialen Unterschiede zwischen den einzelnen Tieren festlegen. In Tiergruppen gibt es Mächtige und Ohnmächtige, Führungstiere und Gefolgschaftstiere. Die menschliche Gesellschaft hat diese Ordnung verfeinert. Arbeitsteilung, Besitzunterschiede, Alters- und Geschlechtsunterschiede tragen zur Entstehung gesellschaftlicher Machtstrukturen bei. In den industriellen Gesellschaften tragen Karriere- und Konkurrenzstreben zur Stabilisierung des entwickelten Machtgefüges ebenso bei wie Anpassung und Unterordnung.

Die Art und Weise, wie der Einzelne sich zum gesellschaftlichen Wechselspiel von Macht und Ohnmacht verhält, wird früh geprägt. Als Kind ist jeder Mensch klein und hilflos und hängt von den großen, mächtigen Erwachsenen ab. Diese kindliche Ohnmachtserfahrung beeinflusst die Ich-Entwicklung eines jeden Menschen. Dabei kommt es darauf an, wie das Kind auf den Gegensatz von Macht und Ohnmacht zu reagieren lernt. Es kann sich den Mächtigen völlig unterwerfen oder gegen die Macht protestieren und sich dagegen auflehnen. Es kann aber auch versuchen, seine Ohnmachtserfahrung durch den Zusammenschluss mit anderen aufzuheben.

Das eigene Verhältnis zu Macht und Ohnmacht, das in der Kindheit grundgelegt wurde, ist den meisten gar nicht bewusst. Deshalb wollen wir es in der folgenden Übung erkunden.

Übung: Meine Einstellung zu Macht und Ohnmacht

Machen Sie sich einmal mit Ihrer Einstellung zu Machtstrukturen vertraut. Lesen Sie sich die folgenden Fragen durch und notieren Sie ganz schnell, in Stichworten, die jeweiligen Gedanken, die Ihnen dazu einfallen:

Fragen zu Macht und Ohnmacht am Arbeitsplatz

- Wie ist meine Beziehung zu Vorgesetzten?
- Wie ist meine Haltung gegenüber Kolleginnen und Kollegen?
- Wie ist meine Haltung gegenüber Untergebenen?
- Bin ich fähig, gehorsam zu sein?

- Bin ich fähig, zu widersprechen und Widerstand zu leisten?
- Habe ich mehr Angst vor Macht oder mehr vor Ohnmacht?

Wenn Sie mit Ihren Stichworten fertig sind, schreiben Sie einen kleinen Text über Macht und Ohnmacht. Versuchen Sie dabei einmal in Gedanken, die Spannung zwischen Macht und Ohnmacht auf die Spitze zu treiben. Versenken Sie sich für einen kurzen Augenblick in die Gefühle, die Macht und Ohnmacht bei Ihnen auslösen. Lassen Sie ruhig extreme Gefühle zu. Als Kernwort für Ihren Widerspruchs-Cluster nehmen Sie Folgendes:

Macht/Ohnmacht

Lassen Sie Ihre Assoziationen dann immer von Macht zu Ohnmacht wandern und versuchen Sie dabei, Ihre Assoziationsketten um Ihr Kernwort zu bilden, also immer jeweils eine Assoziationskette zu Macht und dann zu Ohnmacht. Wenn das Umschaltgefühl kommt, beginnen Sie Ihren Text mit den Worten: »In meinen schlimmsten Alpträumen …« Runden Sie Ihren Text am Schluss ab, indem Sie auf Ihre Alpträume zurückkommen.

Übung: Der Beamte und der Hippie

Schreiben Sie nun, wenn Sie mögen, eine kleine Geschichte, die durchaus auch kurze Dialoge umfassen kann. Die Geschichte soll von der Begegnung zwischen einem Beamten und einem Hippie handeln und die unterschiedlichen Lebensentwürfe beider darstellen.

Bevor Sie mit dem Schreiben beginnen, schließen Sie die Augen und stellen Sie sich Ihre beiden Figuren vor. Denken Sie dabei ruhig auch an die beiden Seiten Ihrer eigenen Person, die dem Beamten und dem Hippie ähneln. Behalten Sie die beiden Personen fest vor Ihrem geistigen Auge, und schreiben Sie einen Widerspruchs-Cluster zum Kernwort:

der Beamte / der Hippie

Während Sie ihre Assoziationsketten schreiben, vergegenwärtigen Sie sich noch einmal die Begegnung der beiden: die Worte, die sie sprechen, ihre Kleidung, ihre innere Haltung, ihre äußerlichen Unterschiede. Sobald ein Bild von der Szene vor Ihrem geistigen Auge entsteht, ist der Umschalteffekt da, und Sie können beginnen, Ihren Text zu schreiben. Wenn Sie fertig sind, lesen Sie Ihren Text noch einmal durch und prüfen Sie, ob die beiden Personen in schöner Spannung zur Sprache kommen.

Schritte zu einem guten Arbeitsleben

Der Beruf ist ein wesentlicher Teil unseres Alltags. Er kann uns Kraft und Erfüllung geben, wenn wir Dinge tun, die wir wichtig und bedeutsam finden, die uns Spaß machen, die wir bewältigen können und für die wir Anerkennung bekommen.

Was aber,

- wenn die Arbeit uns überlastet, wenn der Schreibtisch überquillt, wenn gar nichts mehr geht und wir sogar zu Hause noch die Gedanken an alles, was noch erledigt werden muss, mit uns herumschleppen,
- wenn wir an uns zweifeln, uns die Kraft und der Glaube abhanden kommen, das zu können und gut zu können, was von uns verlangt wird, wenn Unsicherheit und Selbstzweifel an uns nagen,
- wenn wir in Strukturen feststecken, die uns nicht entsprechen, wenn die Arbeit fremdbestimmt und sinnleer erscheint, wenn ein Gefühl wächst, am eigenen Leben vorbei zu leben,
- oder wenn wir uns in unsicheren Arbeitsverhältnissen bewegen, immer auf der zermürbenden Suche nach einem festen Arbeitsplatz, und uns in Bewerbungsgesprächen immer wieder neu beweisen müssen.

Allen diesen Situationen – und viele weitere sind denkbar – ist gemeinsam, dass wir uns, wie in einem Spinnennetz gefangen, immer wieder mit den gleichen belastenden Gedanken, Gefühlen und Handlungen herumschlagen. Wie kommt es dazu, dass manche Situationen so ausweglos erscheinen?

Hier spielen natürlich die Rahmenbedingungen eine entscheidende Rolle. Mindestens ebenso entscheidend ist aber die Haltung, die wir einnehmen, unsere inneren Einstellungen und Bewertungen. Und da wären wir schon wieder bei der Grundannahme von Paul Watzlawick: Wir konstruieren unsere innere Wirklichkeit und schaffen damit einen Teil unserer Probleme selbst. Dies meint auch Klaus Grochowiak: »Unser

Glauben bestimmt unsere Reaktionsweise und tendiert dazu, sich wie eine sich selbst erfüllende Prophezeiung immer wieder zu bestätigen. Glauben ist wie ein Wahrnehmungsfilter, der nur bestimmte Informationen als Grundlage für eine Entscheidung zulässt.«[43]

Und das ist unser Ansatzpunkt: Die folgenden Übungen sollen dabei helfen, aus einem solchen belastenden Teufelskreis auszubrechen. Dies wird jedoch nur durch einen Perspektivwechsel möglich. Und es kann durch die Imagination der eigenen Ressourcen sowie durch ein klärendes Gespräch mit einem inneren Ratgeber geschehen. So stehen Bewusstwerdung der eigenen Stärken und Konzentration auf Kraftquellen im Mittelpunkt der folgenden Übungen. »Wir glauben, daß die Menschen die Ressourcen haben, die sie benötigen, aber sie sind ihnen nicht bewußt und in dem betreffenden Kontext nicht organisiert.«[44]

Als Einstieg übertragen wir die Übung »Perspektivwechsel«, die wir im vorigen Abschnitt kennengelernt haben, aus dem Bereich der zwischenmenschlichen Kommunikation auf das Arbeitsleben und wenden uns den Gegenständen zu, die uns täglich am Arbeitsplatz umgeben. Stellen Sie sich vor, der überbordende Schreibtisch könnte sprechen. Oder der Stuhl, auf dem Sie jeden Tag sitzen – oder auch der Kugelschreiber oder der Computer, mit dem Sie jeden Tag schreiben. Was könnten diese Gegenstände, mit denen Sie tagtäglich umgehen, über Sie erzählen? Wie sieht ihre Sicht auf Ihren beruflichen Alltag aus?

Übung: »Ich bin der Schreibtisch von …« – ein Perspektivwechsel

- Wählen Sie einen Gegenstand aus, der in Ihrem beruflichen Alltag eine große Rolle spielt, und beschreiben Sie seine Sicht der Dinge.
- Lassen Sie diesen Gegenstand in Ich-Form erzählen. Beginnen Sie mit der Formulierung: »Ich bin der/die/das … von …«
- Schreiben Sie im Sinne des Freewriting fünf Minuten, ohne nachzudenken und ohne den Stift abzusetzen.

Diese Verfremdung ermöglicht im Ansatz bereits einen ersten neuen Blick auf die Situation. Wie verständnisvoll oder wie kritisch war Ihr Gegenstand? Gern können Sie ihm natürlich antworten!

Ressourcen entdecken – den Selbstwert stärken

Jeder von uns hat ein großes Spektrum an Tätigkeiten in Beruf und Freizeit, die er oder sie gern tut und gut kann; wer bewusst zurückblickt, kann sich viele entsprechende Bilder ins Gedächtnis rufen. Sie sind verbunden mit einem Gefühl der Sinnhaftigkeit und Selbstwertschätzung.

Warum fehlt dieses Gefühl so oft im Arbeitsalltag? Wie können wir an die eigenen Ressourcen anknüpfen? Dazu dienen die folgenden Übungen.

Übung: Irgendetwas hält mich davon ab ...

Schreiben Sie im Sinne des Freewriting fünf Minuten lang, ohne nachzudenken oder den Stift abzusetzen, über Ihre persönliche belastende Arbeitssituation.

- Beginnen Sie mit dem Halbsatz »Irgendetwas hält mich davon ab ...« und setzen Sie ihn fort.
- Wenn Ihnen nichts einfällt, dann wiederholen Sie einfach den Halbsatz und probieren Sie es nochmals, bis Sie etwas zu Papier bringen.

Beispiel:

Irgendetwas hält mich davon ab, abzuschalten, die Arbeit Arbeit sein zu lassen ...

Irgendetwas hält mich davon ab, »Das kann ich!« zu sagen oder zu denken ...

Wie ging es Ihnen bei dieser Schreibübung? Sicher sind viele Gedanken und Gefühle hochgekommen, die Ihnen in belastenden Situationen oft durch den Kopf gehen.

Wie sieht es nun in Situationen aus, in der Sie Ihr Tun ganz anders erleben? Erinnern Sie sich einmal an Tätigkeiten und Aktivitäten, die Sie gern und mit einem Gefühl der inneren Erfüllung getan haben, bei denen Sie wussten: »Das kann ich wirklich gut!« Das können berufliche Aktionen sein, Haushaltsdinge wie Kochen und Backen, handwerkliche oder kreative Tätigkeiten, auch sportliche Aktivitäten – es sollten immer Situationen sein, in denen Sie aktiv und produktiv waren und sich gut dabei gefühlt haben.

Übung: Ich erinnere mich, wie gerne ich ...

Schreiben Sie einen kurzen Text, bestehend aus fünf Zeilen, und jede beginnt mit: »Ich erinnere mich, wie gerne ich ...«

- Beschreiben Sie in jeder Zeile ganz kurz die Erinnerung an einen positiven Arbeits- oder Tätigkeitszustand.

- Wenn Sie Lust haben, können Sie in der letzten Zeile ein Fazit ziehen.

Beispiel:
Ich erinnere mich, wie gerne ich mich beim Umgraben des Gartens austobe.
Ich erinnere mich, wie gerne ich ein gutes Kundengespräch führe.

Wählen Sie nun eine Erinnerung aus, die Sie gern vertiefen möchten, und machen Sie die folgende Übung:

Übung: Was ich gut kann – meine Ressourcen erinnern

- Setzen Sie sich in einer entspannten Haltung auf einen Stuhl oder legen Sie sich auf einer Decke flach auf den Fußboden. Wenn Sie mögen, können Sie die Augen schließen und die Aufmerksamkeit ganz nach innen wenden.
- Achten Sie zunächst einmal nur auf das Kommen und Gehen Ihres Atems und darauf, wie der Körper auf dem Boden aufliegt.
- Erleben Sie dann die ausgewählte Ressource-Situation noch einmal mit allen Sinnen: Was sehe ich? Was höre ich? Was rieche oder schmecke ich? Was für ein Körpergefühl löst die Situation in mir aus? Welche inneren Gedanken oder Sätze gehen mir durch den Kopf, welche Gefühle entstehen?
- Genießen Sie die Erinnerung für einen Moment und schreiben Sie dann direkt im Anschluss einen Text, der diese Erinnerung möglichst anschaulich festhält.

Nach dem Schreiben dieses Textes müsste deutlich geworden sein: Es gibt Ressourcen im Leben, die wir in uns tragen, die uns aber nicht immer zur Verfügung stehen. In schwierigen Situationen vergessen wir unsere Stärken und Kraftquellen – dabei bräuchten wir sie jetzt umso dringlicher. Jetzt geht es darum, »Anker zu setzen«, d. h. diese Kraftquellen irgendwie festzuhalten, damit wir sie uns auch in anderen Situationen vergegenwärtigen können. Dies kann uns andere Perspektiven eröffnen und dadurch innere Freiheit schenken, anders zu reagieren als gewohnt.

Lesen Sie dazu die Texte, die Sie eben geschrieben haben, noch einmal durch und versuchen Sie, Ihre mentalen und emotionalen Strategien herauszufiltern, die Ihnen in ressourcevollen Situationen zur Verfügung stehen. Vielleicht sind es Sätze wie »Das kann ich wirklich gut«, die Sie sich innerlich sagen, oder vielleicht ist es die innere Kraft, die Sie in

Ihrem Körper spüren, wenn Sie mit Leib und Seele bei der Sache sind. Diese Erfahrungen – wie auch immer sie für Sie persönlich lauten – sollen in einem folgenden Schritt in einem kleinen Gedicht, einem Elfchen, »verankert« werden, so dass Sie sich diese Kraftquelle jederzeit schnell vergegenwärtigen können.

Übung: Anker setzen

- Vergleichen Sie die beiden Texte »Irgendetwas hält mich davon ab« und »Was ich gut kann – meine Ressourcen erinnern«. Welche inneren Grundeinstellungen, Gefühle und Gedanken finden sich im zweiten Text, die in schwierigen Situationen hilfreich sein könnten? Machen Sie sich Notizen.
- Schreiben Sie ein Elfchen, das Ihre Erfahrungen lyrisch festhält. Ein Elfchen ist ein Kurzgedicht aus zwölf Wörtern. Die erste Zeile besteht aus einem Wort, die zweite aus zwei Wörtern, die dritte aus drei Wörtern, die vierte aus vier Wörtern und die fünfte Zeile wieder nur aus einem Wort.

Beispiele für Ermutigungs-Elfchen:

Vertraue
der Liebe
spüre sie tief
und sie wird dich
leiten

Lass
los, atme
tief. Ein Atemzug
und deine Kraft wird
fließen

Fließe
mit dem
Strom des Lebens.
Dann findest du den
Weg

Sich an Körper und Seele gesünder schreiben

Der Begriff der Gesundheit ist heute vielschichtiger als je zuvor. Begriffe wie »gesundes Leben«, »gesunde Ernährung«, »Gesundheitsförderung« etc. geistern durch Medien und gesundheitspolitische Debatten und suggerieren, dass Gesundsein und Gesundbleiben für alle Menschen eine Lebensaufgabe seien. Schon seit einiger Zeit beklagen Kommentatoren die andere Seite der Medaille: Gesundheit werde damit nahezu zur Pflicht, und eine Krankheit zu haben, könnte geradezu eine Art von Schuld bedeuten. Nach dem Motto: »Wer krank ist, hat nicht ordentlich genug für sich gesorgt.«

Diese Entwicklung hat allerdings ihre Vorläufer bis in die achtziger Jahre. Seinerzeit war die Auseinandersetzung mit körperlichem und seelischem Befinden durch Gesundheitsbewegung und »Psychowelle« nicht nur gesellschaftsfähig, sondern ein »Trend« geworden. Die berühmte Essayistin Susan Sontag, selbst von einer schweren Krankheit betroffen, benennt bereits 1978 in ihrem später berühmt gewordenen Essay *Krankheit als Metapher*[45] bestimmte Krankheiten als gesellschaftliche »Metaphern« für menschliches Versagen: Offenbar habe ich nicht »richtig«, etwa nicht gesund genug, gelebt, wenn ich denn krank geworden bin.

Dabei bedeutet gerade die Möglichkeit, heute auf vielfältige Weise für die eigene Gesundheit sorgen zu können, für viele Menschen vor allem auch einen bewussten Umgang mit Krankheit oder Behinderung: Mit vielen Krankheiten, die früher Siechtum oder den Tod bedeutet hätten, können wir heute ein nahezu normales Leben führen. Und wer gesund ist und damit eine Lebenserwartung hat, die länger ist als je zuvor in der Geschichte, der kann mit einer gewissen Wahrscheinlichkeit davon ausgehen, dass er in späterer Zeit – häufiger der Preis des längeren Lebens – einmal mit schwererer Krankheit oder Behinderung wird zurechtkommen müssen. Wobei auch diese Lebensaufgabe heute bereits eine gewisse Normalität bekommen hat: Lebenserleichternde Angebote für Senioren, seien es Produkte oder seien es Dienstleistungen, haben Konjunktur, und auch andere Bevölkerungsgruppen profitieren von entsprechenden gängig gewordenen Umstellungen wie beispielsweise Drehverschlüssen auf Tetrapacks. Die Frage stellt sich also: Was sagt der Begriff »Gesundheit« heute eigentlich aus? Fitness auf allen Ebenen? Vorsorge, um die allenthalben vorhandenen Erkrankungsrisiken zu minimieren? Entspannt und bewusst mit einer chronischen Krankheit oder mit einer dauerhaften Gefährdung umzugehen, um die ein Mensch weiß?

Es gibt unterschiedliche Lebens- und Krankengeschichten und unterschiedliche Wege, mit der Tatsache von Krankheit oder Behinderung »gesund« umzugehen. Entsprechend unterschiedlich füllen Menschen den Begriff Gesundheit:

»Gesund sein, heißt für mich, schaffen zu können, was ich mir vorgenommen habe«, sagte ein Patient, und ein anderer notierte: »Gesund sein, heißt für mich, nicht dauernd funktionieren zu müssen.« Zwei widersprüchliche Aussagen? Oder eher einander ergänzende Aspekte des Gesundheitsthemas? Anrührend ist auch die Kindheitserinnerung einer Tagebuchschreiberin: »Gesund sein war für mich, wenn ich am Tag auf war, nur abends ging es ins Bett«, und sicher ebenso bewegend: »Gesund fühle ich mich, wenn ich mit meiner Behinderung gut zurechtkomme.«

Was bedeutet Gesundheit für Sie? Lassen Sie sich doch einmal auf die folgende Übung ein:

Übung: Gesundheit heißt für mich …

Vervollständigen Sie für sich den Satz: »Gesundheit heißt für mich …«, und schreiben Sie mithilfe der Methode des seriellen Schreibens fünf Sätze zum Thema »Gesundheit«, wie im folgenden Beispiel:

Gesundheit heißt für mich, mich kraftvoll zu fühlen.
Gesundheit heißt für mich, schon morgens Lust auf den Tag zu spüren.
Gesundheit heißt für mich, mich gerne zu bewegen.
Gesundheit heißt für mich, wenigstens ein bisschen auch von dem zu tun, was ich mir so vorgenommen habe.
Gesundheit heißt für mich das Gefühl, Zeit zu haben – woher auch immer.

Meine Gesundheitsbiografie

»Gesundheit« ist also eher ein schillernder Begriff, der sehr subjektiv zu füllen ist. Er ist nicht so leicht zu fassen, wie es den Anschein haben mag. Und: Was wir unter »Gesundheit« verstehen, kann im Laufe unserer Lebensgeschichte schwanken, ebenso unsere Bereitschaft, uns mit diesem Phänomen auseinanderzusetzen. Manchmal scheint eine solche Auseinandersetzung überhaupt nicht nötig zu sein: Wir fühlen uns gesund und können uns kaum vorstellen, dass sich dies je ändern sollte. Zu anderen Zeiten hat uns womöglich eine Krankheit Zeit und Kraft gekostet.

Uns in unserer Kontinuität zu kennen, auch in Bezug auf unsere Gesundheits- und Krankengeschichte, kann uns helfen, auf eine uns gemäße Weise gesund zu bleiben. Hierbei soll die folgende Übung helfen:

Übung: Mein Weg durch Gesundheit und Krankheit (Zeitstrahl)

Der Zustand unserer Gesundheit variiert, und zwar sowohl was unsere körperliche als auch was unsere psychische Verfassung betrifft. »Gesund« oder auch »krank« zu sein, kann in unterschiedlichen Lebensphasen Unterschiedliches bedeuten.

Betrachten Sie Ihre Lebensgeschichte einmal als einen Zeitstrahl. Zeichnen Sie Ihre Lebensjahre und die psychisch und physisch bedeutsamen Ereignisse ein. Dann kommt die Reflexion dieser Erfahrungen, ihre Auswertung in Bezug auf das Heute: Was habe ich aus den einzelnen Lebensphasen für mich »mitgenommen«, welche Erfahrungen, Erkenntnisse, Fertigkeiten, Gewohnheiten, Belastungen?

Hochs und Tiefs – immer fühlte ich mich gesund, wenn wir zusammen waren, meine Familie oder auch meine Freunde und ich. Nicht immer dieselben Menschen, aber immer liebe, mir liebe Menschen. Solche, bei denen ich mich aufgehoben fühlte, in der Zeit, als sie um mich waren. Nicht immer war ich gesund im klassischen Sinne: Die Zeit nach dem Herzinfarkt war schon sehr hart, aber wie gemütlich war es, von Anne und Peter umsorgt zu sein, an ihrem Kamin zu sitzen, bekocht zu werden und sie dafür zu bestricken. Stricken, das konnte ich ja auch noch, ruhig im Sessel sitzend, und Stricken war ein Hobby, das ich so gut wie vergessen hatte und damals wiederentdeckte. Ich liebe es bis heute, es hält mich gesund – was war diese Phase, wenn nicht gesund?
Eva, 52 Jahre, Teilnehmerin an einer Schreibwerkstatt

Und auch die andere Seite ist wichtig: die Seite der Symptomatik. Immerhin gibt es Krankheitssymptome, die hartnäckig sind, uns immer wieder aufsuchen, uns zu schaffen machen und mit denen wir womöglich über längere Zeit leben müssen.

Übung: Wenn Symptome reden könnten …
Schreiben Sie auch einmal eine Betrachtung Ihres Zeitstrahls aus der Sicht eines Symptoms oder Krankheitsbildes. Lassen Sie sich dabei anregen von folgendem Text:

Der Eindringling

[…] Vor fast zwei Jahren bin ich bei Anna eingezogen. Interessanterweise hat sie erst gar nichts davon mitbekommen. Ich schlich mich so unauffällig wie möglich in ihr Leben, und als sie mich bemerkte, war es zu spät. Da hatte ich mich schon eingenistet und wollte nicht mehr weg. Ein bisschen kann ich verstehen, dass Anna mich nicht mag. Sie ist jung, gerade mal dreiundzwanzig, und sprüht vor Tatendrang. Sie hat das ganze Leben noch vor sich, beginnt gerade, auf eigenen Füßen zu stehen. […] Aber ich finde auch, dass sie mich ein bisschen verstehen könnte. In meinen Augen tue ich ihr doch gar nichts Böses, wenn ich sie

auf das eine oder andere hinweise. Ja, es war nicht nett, als ich ihr die Steine in den Weg legte, als sie kurz vor der Zwischenprüfung stand. Aber sie wollte ja nicht wahrhaben, dass sie sich zu viel zugemutet hatte. Der Umzug in die neue Wohnung, der Stress mit ihrem Ex-Freund, die Abendschichten im Café, um etwas dazuzuverdienen, und die Hilfe bei der Pflege ihrer Großmutter. Ich fand es in Ordnung, dass ich sie ein bisschen zum Stolpern brachte. [...] Ich will ja gar nicht ihre ganze Aufmerksamkeit. Sie muss ja gar nicht auf alles verzichten. Sie sollte nur versuchen, ihr Leben ein bisschen ruhiger zu gestalten. Nicht so zu hetzen, sich nicht ständig zu überfordern. Nicht auch noch in der Freizeit einen vollen Terminkalender zu haben. Genügend Ruhepausen einzubauen. Etwas für die Seele zu tun. Die kleinen Dinge zu genießen. Mir ein bisschen Raum zu geben. Lernen, Hilfe anzunehmen. Sich fragen, was sie wirklich will. Bei sich selbst ankommen.
Und wenn Anna dann endlich begriffen hat, dass es gar nicht mehr so schlimm ist, wenn sich die Welt schneller dreht, als sie mithalten kann, vielleicht werden wir ja dann eines Tages doch Frieden schließen können. All das kann Anna selbst tun, damit wir miteinander auskommen. Das ist viel oder wenig, je nachdem, wie man es betrachtet, doch vielleicht ist es sogar genug.
Ach, ich glaube, ich habe vergessen mich vorzustellen. Dann hole ich es eben zum Schluss nach. Ich bin eine Autoimmunkrankheit, und mein Name ist Multiple Sklerose.[46]

Gesundheit: Sich rundum wohl fühlen

Die Weltgesundheitsorganisation definiert »Gesundheit« als »körperliches, geistiges und soziales Wohlbefinden«: Nicht die äußerlich absolute Gesundheit zählt, sondern die Frage, wie ich mich fühle, und zwar nicht nur in meinem Körper, sondern in meinem Gefühlsleben und in meinen sozialen Beziehungen.

In der folgenden Übung können Sie überprüfen, wo Sie in Bezug auf diese offiziellen Kriterien zur Gesundheit stehen, aber auch, wohin Sie möchten. Gleichzeitig werden vielleicht bereits Themen und Leitmotive deutlich, die für Sie wichtig sein können. Zur Vertiefung wollen wir die Mind-Mapping-Methode nach Tony Buzan anwenden. Zunächst ein Beispiel einer Mind-Map und einige Erklärungen dazu, wie sie generiert wird:

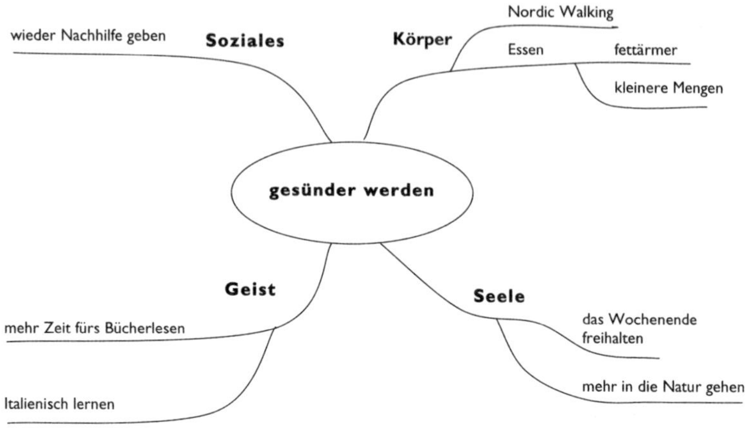

Zum Vorgehen: Die Mind-Mapping-Methode ähnelt dem Clustering, beide sind nicht lineare Brainstorming-Verfahren. Während das Clustering jedoch keine innere Gliederung enthält, geht das Mind-Mapping nach thematischen Schwerpunkten vor und zeigt eine visuelle, astförmige Struktur. Damit stellt das Mind-Mapping eine weitere Stufe im kreativen Prozess dar. Sie schreiben also Ihre Assoziationen nach Schwerpunkten auf: Jeder Schwerpunkt erhält einen »Mind-Map-Ast«. Zu diesen sammeln Sie weitere Assoziationen, welche wie Zweige an diese »Äste« angefügt werden.

Übung: Meine »Gesundheits-Mind-Map«

- Nehmen Sie ein möglichst großes Blatt (DIN A3 oder größer); legen Sie das Blatt quer und schreiben Sie in die Mitte als Kernwort »Gesund sein«.
- Anschließend formulieren Sie als Äste, was die WHO als Kriterien vorgibt. Wenn Sie mögen, fügen Sie weitere hinzu, die Ihnen persönlich passend erscheinen. Diese Überschriften bilden die Hauptäste Ihrer Mind-Map. Gruppieren Sie diese Aspekte im Uhrzeigersinn um das Kernwort herum.
- In einem nächsten Schritt fügen Sie zu den Hauptästen Unterpunkte als Seitenäste hinzu, wobei Sie mit farbigen Stiften Verbindungen markieren und kleine Zeichnungen hinzufügen können. Diese Unterpunkte benennen, was Ihnen in Ihrem Leben in Bezug auf Ihr körperliches, seelisches, geistiges und soziales Wohlbefinden wichtig ist. Auch Wünsche und Anliegen, die Sie für sich noch entwickeln möchten – eine neue Sportart beginnen, einen

anderen Schlafrhythmus pflegen oder Ähnliches – dürfen Platz auf den Seitenästen finden.

Hängen Sie Ihre Mind-Map auf und lassen Sie sie auf sich wirken. Vielleicht ergibt sich auch ein Gespräch mit dem Lebenspartner oder der Lebenspartnerin bzw. mit Freunden. Sicherlich werden Wiederholungen, Zusammenhänge, Grundfragen und anderes mehr deutlich. Darüber wollen wir im Folgenden schreiben.

Übung: Wünsche zu Gesundheit und Wohlbefinden

Schreiben Sie einen kurzen Text zu den Wünschen, die die Seitenäste Ihrer Mind-Map bilden. Schreiben Sie nicht länger als zehn Minuten oder etwa eine Dreiviertelseite. Die Leitfrage lautet: »Wohin möchte ich?« Sie können folgendermaßen beginnen:

Ich möchte von Herzen …

Sollten Sie diesen Satzanfang als zu pompös empfinden, so wählen Sie nach dem zweiten Wort einen anderen Zusatz, der die Intensität Ihres Wunsches unterstreicht, zum Beispiel:

Ich möchte sehr gerne …

Mithilfe dieser Übung können Sie Ihre »Herzenswünsche« zum Ausdruck bringen – ein wichtiger Schritt, um zu fühlen, was Ihnen wirklich wichtig ist, und unabdingbare Voraussetzung dafür, es zumindest ansatzweise zu leben. »Herzenswünsche« haben die Eigenschaft zu strahlen. Als solche erkannt, können sie uns wie Sterne auf unserem Weg begleiten und die Richtung weisen, so dass wir unser Ziel im Gestrüpp der tagtäglichen Ablenkungen nicht mehr aus dem Auge verlieren und es leichter erreichen. Deshalb ist es uns wichtig, dass Sie im Schreiben erfahren, ausdrücken und dadurch umso deutlicher fühlen, was Sie sich wünschen – wie das für Sie vielleicht bereits bei der Übung »Wünsche zu Gesundheit und Wohlbefinden« möglich wurde. Fühlen und Wünschen garantiert zwar noch nicht, auch entsprechend handeln zu können, aber es ist eine wichtige Voraussetzung, um »dranzubleiben« an dem, was uns wichtig ist, auch wenn es mal schwierig werden sollte.

Der Psychotherapeut Carl Rogers nannte die Bereitschaft, entsprechend den eigenen Werten zu leben, die »Selbstaktualisierungstendenz«

des Menschen, also das Bestreben, uns im Leben so einzurichten, wie es ganz persönlich zu uns passt, und damit gesünder zu bleiben.

Vom Wunsch zum Ziel

Gesund zu bleiben und etwas für sein Wohlbefinden zu tun, wird, wie wir oben gesehen haben, von manchen Menschen geradezu als Lebensaufgabe aufgefasst. Sicherlich ist es eine sinnvolle Aufgabe, gut für uns zu sorgen. Davon sprechen auch die WHO-Kriterien. Gleichwohl ist es nicht immer leicht, dies zu tun, selbst bei Dingen, die wir uns von Herzen wünschen. Wenn es darum geht, uns Neues anzueignen oder auch nur, alte Gewohnheiten zu verändern, tun wir uns häufig sehr schwer. Hiervon zeugen auch die vielen sogenannten »guten Vorsätze«, die Menschen sich zu Beginn eines neuen Jahres oder Lebensjahres vornehmen und die nur zu selten durchgehalten werden. Wenn wir wirklich etwas für uns erreichen oder verändern wollen, braucht es mehr als guten Willen.

Um Kraft zu haben für den anstrengenden Weg dorthin, wohin wir möchten, brauchen wir eine ordentliche Portion Gefühl, Sehnsucht, den Wunsch sowie den Glauben daran, dass es machbar sein wird und dass es lohnen kann, die Umsetzung dieser Wünsche zu versuchen. Deshalb haben wir uns weiter oben mit unseren »Herzenswünschen« befasst.

Vom Wunsch zum Ziel zu gelangen, heißt aber oft auch, den Herzenswunsch in eine Willensangelegenheit zu verwandeln. Nur dann, wenn wir etwas wirklich wollen, werden wir uns auch dann dafür einsetzen, wenn die Situation anstrengend wird. Und es *wird* oft genug anstrengend, wenn wir, um unseren Wünschen näher zu kommen, etwas Neues lernen und einüben, etwas Altes zurückstellen müssen, etwa Vokabeln pauken, weil wir eine Fremdsprache besser sprechen möchten, Muskelkater ertragen aufgrund des neuen Trainings, das uns andererseits Freude bereitet, oder einmal Nein sagen zu einem geliebten oder gefürchteten Menschen.

Um Willenskraft zu entwickeln, ist es wichtig, dass wir uns nicht zu viele Punkte auf einmal vornehmen. Sie dürfen getrost eine Vielzahl von Wünschen haben, wichtig ist nicht, dass Sie möglichst viele davon möglichst schnell umsetzen. Wichtig ist vielmehr, dass Sie *anfangen*, vielleicht nur mit einem Ihnen besonders wichtigen Punkt, und dass Sie an diesem Punkt *konsequent dranbleiben.* Dann ist es in Ordnung, wenn Sie die anderen Wünsche auf Ihrer Mind-Map nur ab und an betrachten und nach Gefühl entscheiden, wann Sie sich der Erfüllung des nächsten annähern, wann Sie einen neuen Wunsch in Ihre Mind-Map aufnehmen oder einen Wunsch streichen wollen, der Ihnen mittlerweile womöglich nicht mehr so viel bedeutet. Hauptsache, Sie beginnen – möglichst dort, wo Sie eine besondere Anziehung spüren.

Übung: Schritt für Schritt dem Herzenswunsch entgegengehen

Notieren Sie aus jedem Ast Ihrer Mind-Map den Wunsch, der Ihnen am wichtigsten ist. Für jeden Wunsch überlegen Sie einen ersten Schritt in Richtung Ziel, den Sie machen könnten. Konsultieren Sie dann Ihren Terminkalender und notieren Sie, wann Sie diesen Schritt vollziehen werden und wann Sie sich den nächsten Schritt vornehmen möchten. Beispiel:

Ast »Mehr Sport und Bewegung«	
Wunsch: öfter schwimmen gehen	→ erster Schritt: die Öffnungszeiten vom Schwimmbad herausfinden!
Ast »Mehr Seelennahrung«	
Wunsch: Klavier spielen lernen	→ erster Schritt: Beate nach Klavierlehrerin fragen / Probestunde vereinbaren
Ast »Mehr Beziehungspflege«	
Wunsch: Mit Andreas öfter etwas unternehmen	→ erster Schritt: Donnerstag Kino

Komplexe Ziele formulieren – Orientierung finden

Die Aufgabe in der obigen Übung, sich einen konkreten ersten Schritt zu überlegen, dient dazu, das Wünschen zum Wollen werden zu lassen und damit den Weg vom Wunsch in Richtung Ziel »vorzubahnen«. Denn wir alle wissen: Es ist nicht immer einfach, sich auf ein Ziel zuzubewegen. Manchmal braucht es nur das Vorhaben selbst und eine Zeitplanung, die hilft, die einzelnen Schritte auf das Ziel hin zu machen. Manchmal scheint uns aber etwas im Wege zu stehen. Das muss nicht der Mangel an Übung oder Selbstdisziplin sein – gerade bei Letzterem kann übrigens die obige Übung sehr hilfreich sein. Manchmal erleben wir eher so etwas wie eine Blockade, etwas, das uns von unserem Vorhaben wieder abzubringen scheint, als hätte es eine Art Eigenleben. Und in gewissem Sinne stimmt das auch: Die Kraft unseres Unbewussten ist nicht zu unterschätzen. Wenn eine innere Seite in uns etwas gegen einen Wunsch oder gegen ein Vorhaben hat, das wir uns bewusst vorgenommen haben, dann wehrt diese unbewusste Seite sich und kann es uns nahezu unmöglich machen, unser Anliegen umzusetzen. In diesem Fall wird es nötig, das Ganze noch einmal genauer zu hinterfragen, und zwar in Bezug auf seine Bedeutung für unsere Befindlichkeit. Es geht also nicht darum, unseren Wunsch aufzugeben, sondern vielmehr darum, diese innere Blockade zu verstehen und in einen inneren Dialog einzutreten. Hierbei kann die folgende Übung helfen, die in ähnlicher Form in der Hypnose, im Autogenen Training und auch in der psychologisch-pädagogischen Schule des Neurolinguistischen Programmierens verwandt wird, um einen komplexen Orientierungsrahmen für die Klärung persönlicher Ziele herzustellen.

Übung: Zu meinen persönlichen Zielen finden

Lesen Sie sich zunächst durch, welche Kriterien wichtig sind, um zu seinen persönlichen Zielen zu finden.

Richtige Formulierung

- Das Ziel sollte positiv formuliert sein.
  Also nicht: »Ich verliere meine Unruhe«, sondern: »Ich erlebe und genieße Ruhe« (auch wenn dies – zurzeit – nur ein Ziel ist und erst noch darauf wartet, in die Realität umgesetzt zu werden.)
- Das Ziel sollte aus eigener Kraft erreichbar sein.
  Also nicht: »Die Kollegin und ich werden miteinander zurechtkommen«, sondern: »Ich bleibe entspannt, auch wenn K. Stress verbreitet.«

Überprüfbarkeit

- Es muss Kriterien geben, an denen ich erkennen kann, ob das Ziel erreicht wurde (körperlich, seelisch …).
  Zum Beispiel: »Ich fühle mich locker, ich freue mich, ich spüre meine Kraft.«

Klärung des Kontextes

- Unter welchen Umständen will ich dieses Ziel umsetzen können? Wann passt es?
  Zum Beispiel: »Montags vor der Teambesprechung …«

Reflexion

- Welche Veränderungen ergeben sich für mich, wenn ich das Ziel erreicht habe? Was sind die Vor- und Nachteile des Erreichten? (»Die Probleme von heute sind die Lösungen von gestern.«)
  Zum Beispiel: »Ich bleibe frei und unbehelligt von K.s Stimmungsmache, aber auch etwas einsamer. Auch wenn ich mich also nicht mehr so leicht von K. ins Boot holen lasse, sollte ich mich nicht völlig entziehen, denn ich brauche ja weiterhin Ansprechpartner auf der Arbeit.«

Das nach den obigen Kriterien formulierte komplexe Ziel würde demnach lauten: »Montags vor der Teambesprechung bleibe ich entspannt, auch wenn K. Stress verbreitet, und spüre meine Kraft.« Formulieren Sie nun bitte nach diesen Kriterien ein persönliches Ziel zum Thema »Gesundheit und Wohlbefinden«.

Die entspannte Zielformulierung des Autogenen Trainings

Im Autogenen Training geht es ebenfalls um die Formulierung persönlicher Ziele. Sie heißen dort nur anders: Im Autogenen Training spricht man von den sogenannten formelhaften Vorsätzen. Der Name ist Programm: Das, was ich mir vornehme, wird in eine Formel gepackt, die ich innerlich abspeichere und dann jederzeit rasch wieder hervorholen kann, am besten immer wieder einmal in entspannter Körperhaltung, wie sie im Autogenen Training gelehrt wird. Durch das ständige möglichst entspannte Sich-Einprägen identifiziere ich mich unmerklich immer intensiver mit meinem Ziel, so dass es sich schrittweise im Alltag verwirklichen kann – fast automatisch und wie in Selbsthypnose.

Übung: Entspannt mein Ziel vor Augen sehen

Entspannen Sie sich auf die Weise, die Ihnen vertraut und angenehm ist, und stellen Sie sich in der Entspannung das Ziel, das Sie für sich formuliert haben, so intensiv wie möglich vor. Sie können sich dazu, wie wir es in Kapitel 3 geübt haben (vgl. S. 58f.), möglichst viele Sinneserfahrungen vor Augen führen, die Sie mit Ihrem Ziel verknüpfen. Fragen Sie sich dazu: Was sehe, höre und spüre ich bei der Vorstellung, mein Ziel sei erreicht?

Damit die Verinnerlichung eines Zieles langfristig gelingt, ist es nicht nur notwendig, dass das Ziel wirklich gut zu mir passt, es ist auch notwendig, dass die »Formel«, die Zielformulierung, einprägsam ist. Der Experte Klaus Thomas brachte es auf den Punkt: Die Formulierung soll kurz, rhythmisch und positiv sein – also in ganz ähnlicher Weise auf das Erreichen des Ziels gerichtet sein, wie wir es in der Übung »Zu meinen persönlichen Zielen finden« (S. 100f.) bereits ausprobiert haben. Rhythmisch-kurz sind fast alle Beispiele, die sich in der Literatur zu dieser Methode finden – allerdings klingen die meisten Formulierungsangebote ein bisschen wie »Rezepte«: »Ich fahre ruhig mit der Bahn / Und komme ganz gelassen an«[47] etwa ist eine solche Formel, die für einen ängstlichen älteren Herrn entwickelt wurde, der sich auf diese Weise das Bahnfahren wieder aneignen konnte, so dass er endlich wieder seine Verwandten besuchen konnte. Die heilende Kraft der Sprache und des Schreibens wird hier deutlich: Sie beginnt, ihre Wirkung zu entfalten, wenn wir uns im Formulieren, im Schreiben mit unserem Ziel auseinandersetzen.

Übung: Meine rhythmisch-kurze Zielformel
Formulieren Sie Ihr Ziel nach den Regeln des Autogenen Trainings und finden Sie Ihre ganz eigene rhythmisch-kurze Zielformel.

Ziele poetisieren

Poesie ist etwas anderes als ein formelhafter Text. Aber eine Formel können wir dichterisch verfremden. Damit verliert sie nichts von ihrer Wirkung, im Gegenteil: Indem ein Vorsatz, eine Formel, die Form eines Gedichts annimmt, vielleicht das eine oder andere metaphorische Bild bekommt, erreicht dieser kleine Text oft noch ganz andere Schichten unserer Person. Das kleine Gedicht, die Bilder, die es enthält, erreichen die Ebene unseres Unbewussten und nehmen Einfluss darauf. Und wenn Inhalt und Formulierung zusammenpassen, bewirkt dies, dass wir auch in unseren seelischen Tiefen Lust und Neigung verspüren, dieses Ziel zu verwirklichen. Die Poesie, das Gedicht in seiner Form, Sprache und Bildhaftigkeit, motiviert, emotionalisiert und bringt zugleich eine angenehme Leichtigkeit und Tiefe in den Prozess. Ein Beispiel ist das folgende Motivations-Haiku:

Arbeit beginnen
Im Kleinen wie im Großen.
Ein Ziel, das leuchtet.

Dies dichtete eine Teilnehmerin, die sich immer wieder überwinden musste, bestimmte Arbeiten anzugehen, vom Abwasch (»Arbeit im Kleinen«) bis hin zur Diplomarbeit (»Arbeit im Großen«).

Das Haiku, das wir in Kapitel 5 genauer vorstellen, stammt aus Japan und zeichnet sich unter anderem dadurch aus, dass hier 17 Silben in drei Zeilen angeordnet werden: 5-7-5 oder 5-5-7 ist die Reihenfolge, und dieser Rhythmus entspricht offenbar dem Rhythmus unseres Atems während einer Meditation. Damit ist das Haiku ganz besonders eingängig und beruhigend: In aller Ruhe stellen wir uns auf unser Ziel ein, wenn wir ein solches Haiku schreiben.

Übung: Mein Motivationsgedicht

Nehmen Sie sich ein bereits formuliertes Ziel vor und dichten Sie es um: in ein Motivations-Haiku oder in eine andere Form, die Ihnen angenehm ist.

Ziele loslassen und gesunden

Manchmal verändern sich Ziele und Wünsche durch die innere Auseinandersetzung – vielleicht haben Sie das in einer der obigen Übungen bereits erfahren. Manchmal kann es auch sinnvoll sein, einen Wunsch oder auch ein Ziel ruhen zu lassen und der Kraft unseres Unbewussten anzuvertrauen, nachdem wir uns darüber klar geworden sind. Das funktioniert dann, wenn ich weiß, was ich möchte, und auch weiß und fühle, *wozu* ich es möchte, wenn ich also den großen Zusammenhang, in dem mein Ziel steht, deutlich spüren kann. Wenn Sie mögen, überprüfen Sie für sich diesen Zusammenhang.

Übung: Den größeren Kontext erspüren

Wie werden Sie sich fühlen, wenn Sie Ihr Ziel erreicht haben?
Was werden Sie tun?
Wie wird es Ihnen mit dem gehen, was Sie dann tun?
Stellen Sie sich diese Fragen und notieren Sie die Antworten in der Gegenwartsform. Beispiel:

Ich fühle mich verbunden
mit meinen Mitmenschen und der Welt.
Ich spüre meine Kraft und meine Freude darüber,
lebendig zu sein.

Lassen Sie dann den Text auf sich wirken und tun Sie etwas, das Sie mit ähnlichen Empfindungen erfüllt, mit Ihrem Ziel aber noch gar nichts zu tun haben muss. Denn je näher Sie der wertvollen Erfahrung kommen, die Sie mithilfe Ihres Zieles machen möchten, je intensiver Sie Ihre eigenen Werte leben, desto gelöster werden Sie auch jenem konkreten Ziel entgegengehen, das Sie angestrebt haben.

Krisen und Leid bewältigen – sich schreibend beruhigen und stärken

Erinnerungen aufzuspüren, Fragen und auch Problemen im Schreiben nachzugehen, ist oft genug hilfreich – Sie haben es, wenn Sie dieses Buch bis hierher gelesen und die Übungen gemacht haben, sicher bereits mehrfach erfahren können. Wir wollen allerdings nicht einfach darüber hinweggehen, dass gerade die schreibende Auseinandersetzung mit sich selbst immer wieder einmal auch schmerzlich sein kann. Schon zu Beginn von Kapitel 3 »Das Erinnern üben« haben wir ja hierauf hingewiesen und einige Hilfen vorgestellt. Möglicherweise haben Sie diese Erfahrung, schreibend ein altes schmerzliches Gefühl noch einmal zu durchleben, bereits das eine oder andere Mal machen müssen: beim Durcharbeiten unserer Schreibübungen oder auch unabhängig von diesem Buch, beim Tagebuch- oder Briefeschreiben.

Bei der schreibenden Auseinandersetzung mit uns selbst haben wir es also in gewissem Sinne immer auch mit einem Doppelphänomen zu tun: Das Schreiben kann Klärung bringen, Erleichterung, Lösungen, neue Perspektiven und Trost, es kann aber auch alten Schmerz neu aufleben lassen, Dinge aus der Tiefe holen, die wir – womöglich aus gutem Grund – erst einmal beiseitegedrängt hatten, und erneut dieselbe Fassungslosigkeit hervorrufen, die wir damals schon empfunden hatten. Der Grund für dieses Doppelphänomen ist: Indem wir uns schreibend nach innen wenden, öffnen wir uns der ganzen Vielfalt unserer Gefühls- und Erfahrungswelt, dem ganzen Reichtum unseres Unbewussten. Und hierzu gehören sowohl unsere kreativen Seiten, unsere schönen und stärkenden Erinnerungen als auch all das Schmerzliche, Blockierende und Irritierende, das wir im Laufe unserer Lebensgeschichte haben erfahren müssen. Beide Seiten können an die Oberfläche unseres Bewusstseins dringen, wollen gesehen, verstanden und bewältigt werden: unsere inneren Kraftquellen genauso wie vieles, das sich in der Rumpelkammer unserer Psyche ebenfalls angesammelt hat und das mit den Krisen in unserem Leben und mit unseren möglichen psychischen Störungen und Problemen zusammenhängt.

Lebenskrisen

Es gibt verschiedene Arten von Krisen und Störungen. Das eine sind die »ganz normalen« Lebenskrisen, die wir in unserer Entwicklung immer wieder durchlaufen. Betrachten wir dazu das von dem Entwicklungspsychologen Erik Erikson entworfene Stufenmodell. Es zeigt auf, welche Höhen und Tiefen, also welche Entwicklungsstufen, jeder Mensch in seinem Leben durchmacht. Erikson betrachtet den Lebenslauf als eine Abfolge von Entwicklungsaufgaben und Wachstumskrisen, für die jeder Mensch eine individuelle Lösung finden muss, um in seiner Entwicklung weiter fortschreiten zu können:[48]

Stufe 1: Urvertrauen vs. Urmisstrauen (1. Lebensjahr): Bin ich willkommen?

Stufe 2: Autonomie vs. Scham und Zweifel (2. bis 3. Lebensjahr): Darf ich, kann ich ich selbst sein?

Stufe 3: Initiative vs. Schuldgefühl (4. bis 5. Lebensjahr): Was darf ich?

Stufe 4: Kompetenz vs. Minderwertigkeit (6. bis 13. Lebensjahr): Was kann ich?

Stufe 5: Identität vs. Identitätsdiffusion (13. bis 18. Lebensjahr): Wohin gehöre ich?

Stufe 6: Intimität vs. Isolierung (20. bis 30. Lebensjahr): Zu wem gehöre ich?

Stufe 7: Generativität vs. Stagnation (30. bis 50. Lebensjahr): Was kann ich geben?

Stufe 8: Integrität vs. Verzweiflung und Lebensekel (60. bis 80. Lebensjahr): Wozu kann ich stehen?

An diesem Modell wollen wir uns zunächst orientieren und beschränken uns damit erst einmal bewusst auf die Entwicklungsstufen eines normalen Lebenslaufs, der nicht durch traumatische Krisen gezeichnet ist. Die Besonderheit traumatischer Krisen besteht darin, dass es sich um schwere seelische Verletzungen handelt, die dem Individuum durch äußere Ereignisse zugefügt werden, wie etwa bei Krieg, durch Gewalt und Misshandlung, Unglücksfälle und Katastrophen etc. Diese Ereignisse treten überraschend auf, der Mensch ist ihnen ausgeliefert, kann sich nicht wehren und die Vorkommnisse nicht verarbeiten. So kann eine dauerhafte Schädigung seiner psychischen Integrität entstehen. Um diese traumatischen Krisen soll es im Folgenden noch nicht gehen, wir kommen später auf die Themen Krise, Krankheit und Trauma zurück.

Eine »normale« Lebenskrise zu durchlaufen, gehört zu unseren stetigen Lebensaufgaben. Von ihrer Thematik her ist sie immer neu, von der Aufgabenstellung immer ähnlich: hineinwachsen, daran wachsen und ein Stück weit auch darüber hinauswachsen!

Kraft- und Krisenpunkte des eigenen Lebens

Unser Leben verläuft nicht gleichförmig. Das scheint uns nur manchmal so, weil der Tag, die Woche, der Monat und das Jahr ihre Struktur haben und wir bis zu einem bestimmten Grad voraussehen können, mit welchen Menschen, mit welchen Aufgaben, mit welchen Problemen wir womöglich in absehbarer Zeit zu tun haben werden. In einem bestimmten Rhythmus zu leben, kann wichtig für unser Wohlbefinden und unsere psychische Gesundheit sein. Wenn Menschen viel Stress haben, viel Unterschiedliches in knapper Zeit bewältigen müssen oder beruflich viel reisen, wird oft empfohlen, sich bewusst solche Rhythmen zu schaffen: Rituale, die helfen, an einem Ort oder bei einer Tätigkeit schneller »anzukommen«, um auf diese Weise die Kraft zu finden, die Vielfalt der Erfahrungen zu verarbeiten. Wer umgekehrt bereits in einem festen Rhythmus lebt, sollte sich jedoch darüber im Klaren sein, dass dieser ihm voraussichtlich nicht dauerhaft erhalten bleiben wird und dass er auch kein Garant für Wohlbefinden ist. Denn zu viel Gleichförmigkeit kann selbst ein Stressfaktor sein. Ist das Leben allzu klar voraussehbar (oder scheint es das zu sein, denn letztendlich wissen wir natürlich nie genau, wie es weitergeht und was noch alles auf uns zukommt), beginnen Menschen häufig, sich zu langweilen, und vermissen Anregung und Sinnerfahrung. Langeweile und Sinnentleerung bedeuten jedoch Stress. Menschen brauchen Anregung für ihre innere Weiterentwicklung, allerdings in einem Maße, das auch verkraftbar ist.

Aber natürlich können wir uns das alles nicht wirklich aussuchen, besteht das Leben doch immer aus einer Vielzahl an Höhe- und Tiefpunkten. Wenden wir uns also im nächsten Schritt einmal dieser Vielfalt zu und eruieren wir, wie die Höhepunkte unseres Lebens, wenn wir uns bewusst noch einmal auf sie einlassen, helfen können, aktuelle oder vergangene schmerzliche Erfahrungen besser zu bewältigen.

In jedem Leben spielen Höhen und Tiefen eine entscheidende Rolle; unser Leben bewegt sich sozusagen in »Wellen der Gefühle«. Diese Gefühlswellen wollen wir in der folgenden Übung in einer Gefühlslinie konkretisieren. Wir wollen dabei auch mögliche Ursachen für den Auf- und Abschwung der Gefühle erkennen und benennen.

Arbeiten Sie bitte mit folgender Skala zur Ermittlung Ihrer Gefühlslinie:

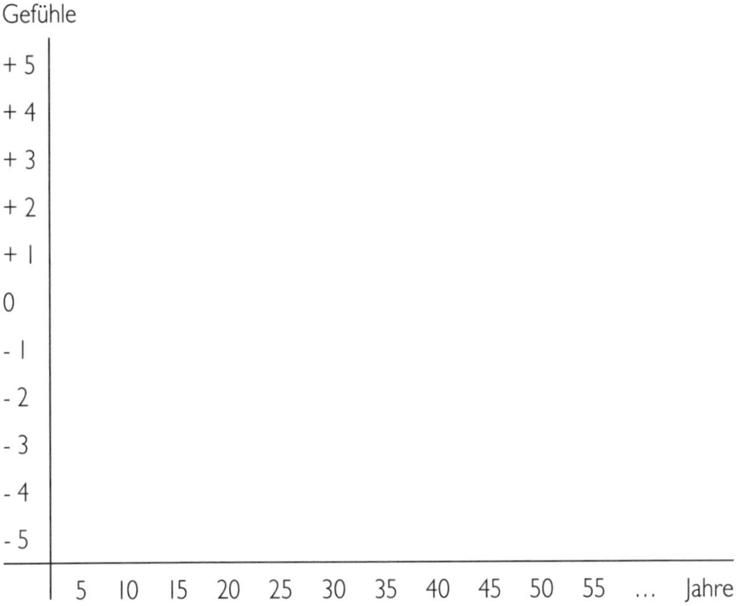

Auf der horizontalen Achse sind die Jahre eingezeichnet. Auf der vertikalen sind fünf Plus- und fünf Minuspunkte festgelegt. Denken Sie nun an jedes der Jahre, das auf der horizontalen Achse eingezeichnet ist, und überlegen Sie, wie Ihre Gefühlslage zum damaligen Zeitpunkt aussah. Charakterisieren Sie Ihre Gefühlslage unter Berücksichtigung der Skala von plus 5 und minus 5 mit einem Kreuzchen. Verbinden Sie alle Kreuzchen mit einer Linie. Dann haben Sie Ihre Gefühlslinie festgelegt.

Übung: Das Auf und Ab meines Lebens – meine Gefühlslinie

- Verfassen Sie eine Gefühlslinie Ihres Lebens, die persönliche Höhepunkte und Krisen verdeutlicht.
- Geben Sie Ihrer Linie schließlich ein Motto, eine Art Überschrift, die das Auf und Ab der Stimmungen symbolisiert, etwa: »Auf meinem eigenen Weg«, »Heute so, morgen so«, »Auf Umwegen geradeaus«.

- Lassen Sie die Gefühlslinie dann auf sich wirken und notieren Sie: Was haben Sie Neues über sich erfahren? Wo fühlen Sie sich bestätigt, wo sind Sie überrascht?
- Schreiben Sie anschließend einen kleinen Text über die Geschichte Ihrer Gefühle.

Diese Übung hilft uns, den Überblick zu behalten: Wie sah es eigentlich zu welchem Zeitpunkt und unter welchen Lebensumständen mit meinem inneren Kräftehaushalt aus? Bestimmte Lebensphasen oder Lebensthemen lassen sich übrigens durchaus noch differenzierter erfassen, z. B. wenn im Zusammenhang mit den »hohen« oder »tiefen« Gefühlen deutlich wird, dass sich ein bestimmtes Beziehungsmuster oder ein besonderes Talent über die Jahre hinweg immer wieder auf unterschiedliche Weise gezeigt hat. Wenn Sie diesem Thema nachspüren möchten, macht es Sinn, es in eine separate Gefühlslinie zu fassen, etwa zum Thema Beziehung.

Wenn Sie mehrere solcher für Sie wichtigen Themen in unterschiedlichen Farben auf Folien aufzeichnen, lassen sich die Linien zu verschiedenen Lebensthemen neben- und übereinander »auflegen«, und Sie sehen deutlich das Nebeneinander unterschiedlicher Stimmungen, die Sie in verschiedenen Lebensphasen und in Bezug auf verschiedene Lebensthemen durch die Jahre begleitet haben.

Krise, Krankheit und Trauma

Das Erleben einer Krise wird gewöhnlich als Last erlebt, als großer Stress oder gar als Unglück: Wir verlieren einen geliebten Menschen, wir verlieren unseren Arbeitsplatz oder wir verlieren einfach das Vertrauen in eine bislang wichtige Person. Auch Lebenserfahrungen, die zunächst beglückend sind oder auf die man sich gefreut hat, können Krisen auslösen, wenn sie zu schnell, zu gehäuft, zu unerwartet auftauchen: Auch die Geburt eines langersehnten Kindes, ein erwünschter Umzug an einen neuen Lebensort, selbst eine Reise kann Menschen leiden lassen. Und das Leiden kann so stark werden, dass Menschen regelrecht krank werden. Eine Krise, so hat die Tiefenpsychologie erkannt, kann zudem Auslöser dafür werden, dass mit dem aktuellen Leid alte, unbearbeitete Leidenserfahrungen emotional wieder bedeutsam werden und erneut schmerzen.

Das muss keinesfalls heißen, dass dieser Zusammenhang dem betroffenen Menschen sogleich bewusst würde. Vielmehr brechen manchmal alte schmerzliche Gefühle auf, ohne dass der Zusammenhang gleich erkennbar wäre. So wissen wir beispielsweise nicht unbedingt, an welchen lieblosen Menschen uns eine Person erinnert, die wir neu kennenlernen und die uns gleich unsympathisch oder unheimlich ist. Wenn in einer Krise zusätzlich zum aktuellen Leid weiterer psychischer Schmerz, der aus unverarbeiteten Verletzungen in der Vergangenheit stammt, hinzukommt, wächst dies sich oft zu einer Symptomatik psychischer Krankheit aus. Solche Symptome wären beispielsweise unkontrollierbare Angst, Zwangssymptome oder depressive Verstimmungen und Verfassungen: Der Mensch in der Krise wird kraft- und mutlos, beginnt zu grübeln und an sich zu zweifeln. Auch körperliches Leiden kann derartigen psychischen Stress verursachen: Schmerz, Verspannungen und körperliche Schwäche sind typische Krankheitssymptome, die zusätzlich psychisches Leid hervorrufen können.

Noch etwas anderes sind Krisen, die zu groß sind, um bewältigt zu werden – dann besteht die Gefahr, dass aus der Krise ein Trauma erwächst. Traumatische Erfahrungen zeichnen sich dadurch aus, dass wir sie mit unseren Kräften nicht bewältigen können und deshalb (zunächst) nicht an ihnen wachsen können – zu groß ist die Anpassungsleistung, die sie von uns erfordern. Wir haben beispielsweise einen Unfall gehabt oder Gewalt erfahren, haben dies irgendwie überstanden und wollen jetzt einfach nicht mehr daran denken. Das Ergebnis kann jedoch sein, dass wir ein Stück unserer Lebensfreude verlieren: Der Schock sitzt uns einfach immer noch und für sehr lange Zeit »in den Knochen«, und indem wir die traumatische Erfahrung einfach nur verdrängen, können wir sie auch nicht so einfach verarbeiten und wieder zu Kräften kommen. Und was es noch komplizierter machen kann: Manchmal hängt uns eine wirklich schwere Erfahrung sogar noch aus Kindertagen nach, etwa der Tod eines Elternteils oder sexueller Missbrauch.

Solche Kindheitstraumata lähmen den Menschen oft über Jahre und durch viele Stationen seines Lebens hinweg. Dann können die »normalen Lebenskrisen«, über die wir oben gesprochen haben, unter Umständen nicht mehr »normal« durchlaufen werden, das heißt im Sinne von »hineinwachsen und daran wachsen«. Sie strengen dann übermäßig an oder werden einfach vermieden, z. B. wenn ein Mensch der Lebensaufgabe Partnerschaft aus dem Wege geht, weil er in seiner Kindheit unter einem gewalttätigen Vater gelitten hat, der die Mutter geschlagen und die Familie terrorisiert hat.

Krise, Trauma und stärkendes Schreiben

Wenn wir uns bewusst Zeit für ein problembehaftetes Thema nehmen, kann es passieren, dass das Leid, das für uns mit diesem Thema verbunden ist, durchaus erst einmal umso stärker ins Bewusstsein tritt und uns ergreift. Das kann dann bestenfalls ein Weg sein, einen lange in uns verborgenen Schmerz wieder aufsteigen zu lassen, um ihn so auch «herauszulassen« und schließlich loszulassen. Bestenfalls. Schlimmstenfalls kommt er nur einfach wieder, und wir leiden erneut, wieder und wieder, ohne dass sich irgendetwas auflöst. Dann wäre aus dem Gestärktwerden durch unsere Erinnerungen ein Sich-darin-Suhlen, ein Leiden geworden. Das ist übrigens auch einer der Gründe, weshalb viele Menschen, die in einer Lebenskrise beginnen, Tagebuch zu schreiben, diese Gewohnheit häufig wieder fallen lassen, sobald es ihnen besser geht. Sie vermissen vielleicht ihr »Erinnerungsbuch«, aber sie möchten sich auch nicht zu häufig oder zu langwierig mit unlösbar scheinendem Leid befassen.

Ganz lässt sich diese Problematik natürlich nicht ausschalten: Wenn ich ein Problem lösen möchte, muss ich dazu bereit sein, mir dieses auch anzuschauen, und mir womöglich auch Aspekte eingestehen, die ich so lieber nicht erlebt hätte. Doch eine gute Umgangsweise hierfür brauchen wir schon, insbesondere dann, wenn es um besonders schmerzliche oder sehr problembeladene Themen geht. Denn wenn uns der Schmerz zu sehr ergreift, werden wir die Kraft nicht aufbringen, die für das Finden der Lösung notwendig ist. Ja, selbst die Kraft, ein Leiden oder einen Verlust einfach nur zu betrauern, kann fehlen, wenn der Schmerz zu stark ist. Deshalb verdrängen Menschen Probleme, die ihnen, nicht nur von der Sache her, sondern vor allem auch emotional gesehen, zu schwierig erscheinen. Nur das Wegschauen scheint – jedenfalls kurzfristig – zu helfen. Doch so bleiben wir dem Leiden ausgeliefert, und das ist für jeden Menschen, insbesondere aber für Menschen mit einer Traumatisierung, ein Problem. Oft bedarf es irgendwann nämlich nur noch einer Kleinigkeit, und schon rückt die ungute Erinnerung wieder näher und sei es als ein unangenehmes Gefühl, das uns auf einmal die Stimmung drückt – z. B. wenn ein bestimmtes Lied im Radio gespielt oder im Gespräch mit anderen ein entsprechendes Stichwort genannt wird.

Meist ist es natürlich angenehmer, sich den stärkenden Seiten seines Inneren zuzuwenden, als den schmerzlichen. Und tatsächlich brauchen wir die Kraft all dessen, was uns im Leben Freude macht und Kraft gibt, um uns auch den dunkleren Seiten stellen zu können. Deshalb haben wir in diesem Buch mit den Schreibübungen zu den inneren Kraftquellen begonnen, nicht mit der Auseinandersetzung mit den schmerzhaften Themen. Und deshalb haben wir in jedem Kapitel, in dem es um Problemfelder und Lebensaufgaben ging, die Übungen in kleine Portionen aufgeteilt.

Wenn Sie sich – beispielsweise schreibend – einer kraftgebenden Erinnerung zuwenden, kann dies helfen, die Kraft im Hier und Jetzt zu fühlen und hieraus auch Energie für die anschließende Auseinandersetzung mit einem Problem zu bekommen. So funktioniert es auch in der psychotherapeutischen Praxis: »Stabilisieren« geht vor »Analysieren«, könnte man sagen, denn nur wer stabil genug ist, hat die Kraft, sich einem Problem zu stellen und auf neue Lösungsmöglichkeiten zu stoßen. Vom Problem überwältigt, fehlt uns genau hierfür gewöhnlich der Abstand.

Überlegen Sie deshalb einmal in Ruhe, welche Kraftquellen Sie bereits für sich entdecken konnten. Die folgenden Übungen können Ihnen dabei helfen.

Übung: Meine Kraftliste

- Was in Ihrem Leben haben Sie als Ihre Kraftquellen identifiziert? Schlagen Sie gegebenenfalls noch einmal in Kapitel 3 nach und listen Sie diese Quellen auf.
- Haben Sie bereits Erfahrungen gesammelt, in welchen Situationen eine dieser Kraftquellen Ihnen Unterstützung gegeben hat? Gab es eine Schreibübung oder auch eine konkrete Lebenssituation, die Sie traurig, wütend, ängstlich gemacht oder auf andere Art und Weise belastet hat, und eine Ihrer Kraftquellen konnte Sie ein Stück weit wieder beruhigen? Listen Sie auch diese Situationen auf!

Übung: Mit der Kraftliste leben

Nehmen Sie diese Liste als »Kraftspender« – fast so, wie Menschen in manchen Kulturen ein Krafttier haben. Tragen Sie sie bei sich, im Kalender, in der Handtasche oder heften Sie sie zu Hause an Ihre Pinnwand. Fertigen Sie einige Kopien Ihrer Kraftliste an, um sie stets greifbar zu haben und sich an ihr stärken zu können, wenn Sie es brauchen. Nutzen Sie sie insbesondere auch dann, wenn Sie etwas erleben oder durchstehen müssen, das Sie real Kraft kostet – sei es im Alltag oder in der inneren Auseinandersetzung mit sich selbst, beispielsweise bei der Betrachtung eines schwierigen Traums und natürlich dann, wenn Sie schreibend ein Problem bewältigen möchten oder auf einen Schmerz stoßen. Arbeiten Sie dann mit Ihrer Kraftliste so:

1. das Problemthema kurz beiseitestellen,
2. sich einen Punkt aus der Kraftliste vornehmen,
3. die Kraftsituation auf sich wirken lassen, sie sich mit allen Sinnen vorstellen und sie eventuell nochmals in einigen Sätzen oder auch nur Stichworten beschreiben,
4. der Kraft nachspüren, die sich innerlich einstellt, sie wahrnehmen und vielleicht auch Dankbarkeit fühlen,
5. sich nun noch einmal dem schmerzlichen Thema zuwenden, um mit neuer Energie vielleicht auch neue Perspektiven zu entwickeln,
6. sich abschließend noch einmal in die Kraftsituation vertiefen und daraus Kraft schöpfen.

So können Sie immer vorgehen, wenn Sie merken, dass ein Schmerz Sie zu überwältigen droht. Sie sollten es jedoch auch immer dann tun, wenn Sie vorhaben, sich bewusst einem Thema zuzuwenden, von dem Sie bereits wissen, dass es Sie besonders belastet. Also:

- erst die Kraftübung,
- dann die Auseinandersetzung mit der »brennenden Thematik«,
- schließlich eventuell noch einmal mit der Kraftübung abschließen.

Die Kraft der Glückserfahrung nutzen

Auch die Höhe- und damit Kraftpunkte unseres Lebens, die wir in der Übung »Das Auf und Ab meines Lebens – meine Gefühlslinie« (S. 107f.) schon etwas kennengelernt haben, können uns als Kraftquellen dienen, wenn wir mit belastenden Themen umgehen. Dies ist genau so wie bei der Auseinandersetzung mit unseren Kraftorten. Eine regelrechte Glückserfahrung ermöglicht jedoch noch einmal eine intensivere und tiefere innere Stärkung. Und nicht nur das: Glückserfahrungen können uns auch ermöglichen, Lösungen für Leidvolles zu finden – indem sie konkret zur Problemlösung beitragen oder aber helfen, Unabänderliches zu relativieren. Wir müssen sie nur wieder in unserem Innern wachrufen! Hierzu leiten die nächsten Schreibübungen an, die sich folgende Zusammenhänge zunutze machen:

Glückserfahrungen unterliegen derselben Art der Wahrnehmung, wie alle anderen menschlichen Wahrnehmungen auch. Der Psychologe Robert Dilts hat beschrieben, wie diese auf mindestens sechs Ebenen angesiedelt sind:[49]

- Auf der Ebene der realen Situation, die wir wahrnehmen: Hier können wir uns konkret fragen, was wir mit unseren Sinnen in einer (beispielsweise auch beglückenden) Situation wahrnehmen: Was sehe ich? Was höre ich? Was fühle, was rieche, ja, was schmecke ich möglicherweise?
- Auf der Ebene unseres eigenen Handelns: Was tue ich selbst in der fraglichen Situation? Handle ich? Falls ja, wie? Oder lasse ich alles einfach auf mich wirken?
- Auf der Ebene des Fühlens – körperlich und psychisch: Wie geht es mir mit der Situation?
- Oft genug auf der Ebene der Gedanken: Was geht mir durch den Kopf? Oder kann ich alle Gedanken einfach loslassen?
- Auf der Ebene unserer Identität: Hier können wir uns fragen, wer – oder wie – wir in dieser Situation sind. Allerdings ist es nicht einfach, hier eine realistische Antwort zu finden. Am besten eignet sich deshalb ein Bild: Bin ich beispielsweise in meiner Glückssituation wie eine aufgehende Blüte oder eher wie eine lodernde Flamme?
- Und schließlich auf der Ebene der Verbundenheit: Selbst wenn wir eine Erfahrung ganz für uns allein machen, sind wir nie wirklich allein. Die Frage wäre deshalb: Mit wem, mit was fühle ich mich verbunden? Mit der Natur um mich herum? Mit dem Thema, an dem ich arbeite? Oder doch eher mit bestimmten Menschen, mit denen ich diese Situation teile?

Lassen Sie sich jetzt einmal auf die folgende Übung ein. Sie können sie vorab auf Band sprechen und dann abspielen, oder Sie lassen sich den Text von einem vertrauten Menschen vorlesen, während Sie entspannt in einem bequemen Sessel sitzen oder auf einer Decke auf dem Boden liegen.

Übung: Das Glück wachrufen

Ich bin ganz ruhig. Gedanken ziehen durch meinen Kopf wie Wolken am Himmel. Sie stören mich nicht. Die Geräusche der Außenwelt kann ich wahrnehmen und sie stören mich nicht. Ich konzentriere mich ganz entspannt auf meinen Atem, spüre sein Kommen und Gehen. Ich wende meine Aufmerksamkeit nach innen, fühle, wie schwer meine Arme aufliegen, wie angenehm schwer meine

Beine sind. Arme und Beine sind schwer und warm, und Schwere und Wärme breiten sich im ganzen Körper aus.

Ich erinnere mich an eine Glückserfahrung, an eine Tätigkeit, die ich gern ausgeführt habe, eine Situation, in der ich ganz mit mir selbst übereingestimmt habe, in der ich gewusst habe: Das kann ich wirklich gut.

Ich nehme die Situation ganz klar wahr, sehe die Farben, höre die Geräusche, rieche vielleicht auch einen ganz besonderen Geruch. Was tue ich? Bin ich allein oder tauchen noch andere Menschen auf? Was tun, was sagen sie?

Ich schaue genau hin, werde eins mit meiner Erinnerung. Wie fühlt sich das an? Welche Sätze, welche Gedanken gehen mir durch den Kopf?

Wenn ich mich so von außen erlebe, was für ein Bild würde mir einfallen, das mich beschreiben kann? Ein Sonnenaufgang? Eine Flamme? Eine Blume? Oder etwas ganz anderes?

Womit fühle ich mich verbunden? Mit der Natur? Mit dem größeren Ganzen, das mich umgibt?

Ich genieße in den nächsten zwei Minuten die Erinnerung an diese Glückserfahrung. Jeder Atemzug vertieft die innere Ruhe, und dann, ganz langsam, verabschiede ich mich von der Erinnerung. Ich nehme noch einmal das Bild wahr, das ich für mich gefunden habe, höre meine inneren Gedanken und Worte, spüre in mich hinein, mache mir meine Gefühle, mein Körperempfinden bewusst. Ich nehme noch einmal die Situation rund um mich herum wahr, mit allen Sinnen, mit Sehen, Hören, Spüren. Und dann, ganz allmählich, orientiere ich mich wieder Richtung Gegenwart, kehre zurück in diesen Raum, öffne die Augen und bin wieder ganz im Hier und Jetzt.

Wenn Sie mögen, können Sie anschließend Ihre Erfahrungen aufschreiben und dadurch das Glückserleben stärker festhalten.

Auch die folgende Übung arbeitet mit den sechs Ebenen der Wahrnehmung nach Dilts:

Übung: Mein Glückstext

Suchen Sie auf Ihrer Befindlichkeitslinie einen Höhepunkt aus und vertiefen Sie die Erfahrung, indem Sie die obigen Fragen nach Dilts als Gliederung für einen kleinen Glückstext nehmen! Beschreiben Sie auf allen Ebenen die beglückende Situation.

Fragen an das Unbewusste und den inneren Ratgeber

Wir können noch einen Schritt weitergehen und vor dem Hintergrund unserer Glückserfahrung unser Unbewusstes um Rat fragen. Die Kraft der Glückserfahrung kann uns helfen, genau den inneren Abstand zu unseren Problemen herzustellen, den wir brauchen, um uns für neue Perspektiven zu öffnen. Dann können aus dem Unbewussten Antworten aufsteigen, die wir mit unserem Verstand oft vergebens gesucht haben.

Übung: Fragen an das Unbewusste

Diese Übung baut auf der vorangegangenen Übung auf.

- Schreiben Sie eine Frage auf, die Sie bewegt oder belastet, beispielsweise zu einem der Tiefpunkte aus Ihrer Gefühlslinie. Die Frage sollte möglichst nicht nur das Problem umreißen, sondern die Suche nach Hilfe mit thematisieren. »Was hilft mir bei der Bewältigung meiner Geldsorgen?«, »... bei meinem Streit mit Thomas?«, »... bei meiner Arbeitsbelastung?« könnten solche Fragen sein.
- Legen Sie die Frage weg und entspannen Sie sich für einen Augenblick, machen Sie sich »leer«. Später darf die Frage Sie dann wieder beschäftigen.
- Lesen Sie jetzt noch einmal Ihren »Glückstext«. Lassen Sie ihn auf sich wirken, tauchen Sie ganz in seine Stimmung ein, als wären Sie wieder in der beglückenden Situation.
- Erinnern Sie sich daran, dass diese Situation in einer ganz bestimmten Phase Ihres Lebens Wirklichkeit war. Es gibt diese und noch weitere glückliche Situationen und natürlich auch andere, weniger erfreuliche. Viele davon sind schon vergangen. Auch die eine, zu der Sie eine wichtige Frage beschäftigt, haben Sie auf Ihrer Lebensreise hinter sich gelassen. Wie durch ein Fernrohr dürfen Sie nun für einige Momente auf diese Seite Ihrer selbst zurückschauen, die dort, an einem zurückliegenden Ort, an dieser Frage arbeitet. Mit der ganzen liebevollen Kraft Ihrer Glückserfahrung, mit all der Liebe und dem Verständnis, die Sie jetzt gerade in sich fühlen, können Sie dort hinschauen und genauer als sonst sehen, was an diesem Ort Ihres Lebens gebraucht wird. Gestalten Sie nun, in der Phantasie, die Situation entsprechend um.
- Nun lösen Sie sich von der vorgestellten Sorgensituation, fühlen wieder ganz die Kraft der Glückserfahrung, möglichst bis in jede Körperzelle. Dann recken und dehnen Sie sich ein wenig, um sich

langsam wieder auf die Gegenwart zu konzentrieren, und nehmen Sie die ganze Kraft Ihrer Glückserfahrung mit ins Hier und Jetzt.

- Besinnen Sie sich nun noch einmal auf die aufgeschriebene Frage und schreiben Sie spontan das auf, was Ihnen als erste Antwort einfällt.

Die Antworten, die unser Unbewusstes uns auf diese Weise gibt, können ganz überraschend sein, wie das folgende Textbeispiel zeigt:

»Wie halte ich den dauernden Vorwürfen meiner Kollegin stand?«, war meine Frage, und die Antwort, zu meiner Überraschung, war sehr einfach: »An meine alte Chefin denken, der ich so viel zu verdanken habe. Schon der Gedanke gibt mir Kraft, und ich trete der Kollegin anders gegenüber. Das klappt tatsächlich, aber hätte ich mir die Situation nicht mit der Kraft des Glücksmoments angeschaut, wäre ich wohl nie darauf gekommen! Ich bin wirklich dankbar, dass mir die glückliche Situation, diese Woche in den Bergen, die mir nach meiner Krankheit so gutgetan hat, jetzt im Schreiben für die anstrengende Arbeitssituation noch einmal neu Kraft gegeben hat.«
Sabine, 33 Jahre, Teilnehmerin einer Schreibwerkstatt

Eine ähnlich geartete Wirkung im Umgang mit einer krisenhaften Situation kann ein Gespräch mit dem inneren Ratgeber haben. Hier ist der innere Dialog spezifischer. Das Ziel ist nicht, eine Problemsituation durch Stärkung einfach nur zu ändern, sondern wir versuchen darüber hinaus zu verstehen, wie die Probleme zustande gekommen sind. Hierzu stellen wir uns eine hilfreiche innere Instanz, eine Ratgeberin oder einen Ratgeber in uns selbst, vor und treten schreibend mit ihr oder ihm ins Gespräch.

Doch überlegen wir zunächst: Weshalb verharren wir in Situationen, die uns belasten? Weshalb ist es häufig so schwer, etwas zu verändern? Die Antwort auf diese Fragen fällt wesentlich leichter, wenn wir uns klarmachen, dass viele belastende Situationen zumindest irgendwann einmal auch einen – vielleicht verdeckten – Vorteil mit sich gebracht haben.

Der Organisationsentwickler Peter Senge fasst diesen zunächst verblüffenden Sachverhalt folgendermaßen in Worte: »Die Probleme heute beruhen auf den Lösungen von gestern.«[50] Oft liegt in der Erkenntnis, dass ein heute störendes Symptom oder eine belastende Situation auch einmal eine schützende Funktion gehabt hat, bereits der Schlüssel zu einer möglichen Veränderung. Wenn es z. B. darum geht, endlich den ungeliebten Arbeitsplatz zu wechseln, der bereits seit Jahren eine Belastung darstellt, so wäre es wichtig zu verstehen, warum wir uns in eine Situation begeben hatten, die augenscheinlich nur nachteilig ist – um dann frei entscheiden zu können, welche Relevanz diese Gründe möglicherweise auch heute noch haben.

Wie können wir diesen – zum größten Teil unbewussten – Handlungsmotiven auf die Spur kommen? Hier ist es gut, sich Hilfe zu holen und ein Gespräch mit einem inneren Ratgeber zu suchen. Wir wollen das in einer Phantasiereise tun, und zwar an den Ort, der Ihnen Schutz und Geborgenheit vermittelt – an Ihren persönlichen Ort der inneren Ruhe.

Übung: Gespräch mit dem inneren Ratgeber – Phantasiereise und dialogisches Schreiben

Der Ort der inneren Ruhe

- Setzen Sie sich in einer entspannten Haltung auf einen Stuhl oder legen Sie sich auf eine Decke auf den Fußboden.
- Wenn Sie mögen, können Sie die Augen schließen und die Aufmerksamkeit ganz nach innen wenden.
- Achten Sie zunächst einmal nur auf das Kommen und Gehen Ihres Atems und darauf, wie Ihr Körper auf dem Boden liegt.
- Begeben Sie sich dann an Ihren persönlichen Ort der inneren Ruhe und stellen Sie sich diesen Ort mit allen Sinnen vor (vgl. Kapitel 3: Das Erinnern üben, S. 58f.).

Der innere Ratgeber / die innere Ratgeberin

- Überlegen Sie, wer Sie in Ihrem Leben als Ratgeber empathisch begleitet hat oder auch von welcher Person Sie sich eine solche Begleitung gewünscht hätten. Vielleicht ist es ein Lehrer oder eine Lehrerin aus Ihrer Kindheit, vielleicht ein Verwandter …
- Lassen Sie diese Person an Ihrem Ort der inneren Ruhe erscheinen und beginnen Sie ein Gespräch über Ihre schwierige Situation. Stellen Sie Fragen und lauschen Sie auf die Antworten, die von innen kommen werden. Hören Sie einfach zu, was Ihr innerer Ratgeber, Ihre innere Ratgeberin Ihnen zu sagen hat.

Das Schreibgespräch

- Vertiefen Sie die Erfahrung der Phantasiereise in einem schriftlichen Dialog. Nehmen Sie zunächst Ihre eigene Position ein und antworten Sie dann, ebenfalls in Ich-Form, in der Rolle Ihres Ratgebers, Ihrer Ratgeberin.
- Ziel des Gesprächs sollte es sein, die tieferen Motive für das Verharren in einer schwierigen Situation zu verstehen und ggf. Lösungsmöglichkeiten zu entwickeln.

Die Möglichkeit, sich gezielt – mithilfe von Entspannung und Konzentration – in die innere Bilderwelt hineinzubegeben, in der die Erinnerungen ihren Platz haben, und dadurch Stärkung und Hilfe zu erfahren, haben Sie bereits kennengelernt (vgl. die Übung »Das Glück wachrufen«, S. 113f.). In den folgenden Übungen wollen wir noch einen anderen Zugang zur inneren Bilderwelt kennenlernen.

Das Eintauchen in unsere Erinnerungen gelingt besonders gut, wenn wir uns unser Leben als Linie vorstellen, auf der alle Erfahrungen, die wir in uns tragen, ihren Platz haben – eine Linie, auf der sozusagen die Kapitel unseres Lebensromans angeordnet sind. Dann können wir einen Spaziergang auf dieser Linie wagen und bei dem anhalten, was uns neugierig macht und wo wir etwas über uns entdecken möchten. Vorsicht ist allerdings dann geboten, wenn wir etwas über Ereignisse und verschüttete Erinnerungen erfahren wollen, die vielleicht sehr belastend für uns gewesen sind. Hier sollten wir Angst und Unbehagen, aber auch allzu heftige Neugier als Warnsignale ernst nehmen. Es ist gesünder, sich einer Erinnerung in kleinen Schritten anzunähern, als sich hineinzustürzen und dadurch ein früheres Trauma noch einmal zu durchleben, ohne dabei etwas dazulernen zu können. Und es ist gesünder, sich professionelle Hilfe zu suchen, wenn wir auf allzu schmerzliche Erinnerungen stoßen oder wenn wir das Gefühl haben, dass wir auf sie stoßen könnten.

Wenn Sie die Methode einmal vorsichtig ausprobieren möchten, haben Sie jetzt Gelegenheit dazu. Nähern Sie sich zunächst lesend einigen vielleicht längst vergessenen Erinnerungen, um sie anschließend zu beschreiben.

Übung: Auf der Lebenslinie rückwärts gehen

Setzen Sie sich wieder bequem zurecht, genießen Sie die Ruhe, Ihren entspannten Körper. Nehmen Sie wahr, wie Ihr Atem fließt und Sie in seinem ganz eigenen Rhythmus durchs Leben trägt.

Vergegenwärtigen Sie sich, wie Ihr Körper die Erinnerungen speichert und sie für Sie aufbewahrt, bis zu dem Moment, wo sie für Sie wieder wichtig werden könnten, hier und jetzt. Es sind Erinnerung an eine andere Zeit, als Sie jünger waren, viel jünger. Es gab eine Zeit, in der alles neu war, jeder Tag war ein Anfang. Es gibt so vieles, das vor einem liegt, so vieles zu entdecken. Und so vieles zu verstehen: Warum geht morgens die Sonne auf, und wo bleibt sie abends? Warum sind die Erwachsenen groß und ich bin klein? Und wieso sind sie immer so ernst? Warum darf ich nicht spielen, wann immer ich will? Warum muss ich abends im Dunkeln allein im Bett liegen? Warum fliegt mein Ball immer wieder zur Erde zurück, wenn ich ihn hochwerfe? Und werde ich jemals so weit werfen können wie die Großen? Fragen, über Fragen. Und ein Leben, das vor mir liegt und mir vielleicht ein paar der Fragen beantwortet.

Und wieder größer werden. Schritt für Schritt. – Die Kinderzeit hinter mir lassen. – Die Jugendzeit.

Erwachsenwerden. Mit allen Freuden und allem Leid. Erfahrungen machen. – Begegnungen – Leistungen – Erfolge und Verluste. Loslassen und Wiederfinden. Mich wiederfinden.

Und dann wieder ankommen. Ganz ankommen im Hier und Jetzt. Heute, an diesem Datum, zu dieser Uhrzeit, an diesem Ort. Auf dem Stuhl, auf der Couch oder wo immer Sie sich gerade befinden.

Räkeln, recken, strecken Sie sich, sonst könnte die Entspannung, die eingetreten sein mag, Ihren Kreislauf zu sehr belasten.

Nehmen Sie sich nun einige Momente Zeit aufzuschreiben, was Sie erlebt haben. Erinnern Sie noch einige von Ihren Kinderfragen? Dann notieren Sie sie.

Übung: Brief an das jüngere Selbst

Spannend wäre nun, den Dialog mit diesem alten jungen Ich, mit dem eigenen Kindheits-Ich noch einmal wiederaufzunehmen. Warum nicht eine der Fragen aussuchen und dem Kind von damals einen Brief schreiben? Oder dem jüngeren Selbst, das mit irgendetwas hadert, aus heutiger Sicht als Erwachsener einen Rat geben.

Eine solche Übung kann helfen, das Damals mit dem Heute zu verbinden und die verschiedenen Ich-Anteile aus verschiedenen Lebensphasen zusammenzufügen. Hier nutzen wir wieder das Literarisieren. Es hat sich immer wieder gezeigt: Heilende Biografiearbeit gelingt besonders gut, wenn die Erinnerungen auch kreativ verarbeitet werden, d.h. wenn sie bewusst aufgeschrieben und nicht nur flüchtig notiert und dann ruhig auch in kleine literarische Formen hinein weiterentwickelt werden: in einen Dialog, einen Brief, ein kleines Gedicht, vielleicht sogar in eine kleine Geschichte. Oder wir malen unsere Erinnerungen, collagieren sie vielleicht mit alten Fotos. Oder wir machen – dies ist der Ansatz des Reminiscence Trainings – ein Theaterstück aus unseren Erinnerungen und lassen dieses Stück dann spielen oder spielen es selbst vor.

Die Kunst der gelegentlichen Selbstanalyse nach Karen Horney

Im Folgenden geht es noch einen Schritt weiter.

Für den Alltag, der vor uns liegt, wollen wir die Technik der gelegentlichen Selbstanalyse kennenlernen. Diese Technik kann uns ermöglichen, gelegentliche Störungen, die aus schwierigen Lebenssituationen erwachsen, selbstanalytisch zu bearbeiten. Diese Technik kann uns aber auch die therapeutische Kraft des Schreibens modellhaft näherbringen.

Die Technik gelegentlicher Selbstanalyse umfasst nach Karen Horney vier Schritte des inneren Handelns:

- *Erster Schritt: Störung wahrnehmen, Gefühle benennen*
  Eine psychische Störung wird wahrgenommen (Angst, Erfahrung von Verlassenheit, Eindruck der Sinnlosigkeit usw.). Sie wird nicht verdrängt, bagatellisiert, ironisiert. Die Gefühle, die mit der Störung einhergehen, werden möglichst deutlich benannt. Verwirrung, Demoralisierung, Angst erhalten einen Namen.
- *Zweiter Schritt: Ursachen suchen, Cluster einsetzen, Gefühlsumschwung herstellen*
  Die Ursachen für die benannte Störung werden gesucht. Sie müssen auf einer biografischen Ebene liegen. Sie sind entweder als Reaktion auf unbewältigte Tagesreste oder als Regung des eigenen Unbewussten zu verstehen. Um hier etwas klarer zu sehen, ist der Einsatz eines Clusters sinnvoll, in dem das benannte Gefühl, das mit der Störung einhergeht, das Kernwort bildet. Auch ein Text könnte aus dem Cluster entstehen, der vermutlich einen Hinweis auf die Ursache der Störung enthält. Zwischen den gefundenen Ursachen und dem störenden Gefühl wird so lange hin- und hergedacht und -gespürt, bis Gedanke und Gefühl zur Deckung kommen und ein Gefühlswandel – eine plötzliche Aufhellung der Gefühle – eintritt.

- *Dritter Schritt: Konsequenzen für das Leben ziehen*
  Es wird versucht, sich das Leben so einzurichten, dass der bewusst gewordene Konflikt sich abschwächt. Weiter wird versucht, die produktiven Seiten der eigenen Person besser ins Spiel zu bringen.
- *Vierter Schritt: Heilungsprozess schriftlich dokumentieren*
  Die einzelnen Schritte der gelegentlichen Selbstanalyse werden in einem persönlichen Selbstanalyse-Buch dokumentiert, in das auch Träume, Cluster und Texte hineingeschrieben werden, die die Arbeit an der Störung begleiten.

Übung: Die vier Schritte der gelegentlichen Selbstanalyse identifizieren

Lesen Sie die Fallgeschichte, die Karen Horney bewegte, die Möglichkeit der Selbstanalyse zu erwägen, und versuchen Sie, die vier Schritte zu identifizieren.

Der Beginn dieses Stücks Selbstanalyse war rein zufällig. Ausgangspunkt war ein schwerer Angstanfall, der offenbar durch eine echte Gefahr ausgelöst wurde. Harry, so wollen wir den Selbstanalysanden nennen, machte mit seiner Freundin eine Bergtour. Das Klettern war anstrengend, aber nicht gefährlich, solange sie klare Sicht hatten. Es wurde jedoch gefährlich, als ein Schneesturm aufkam und sie in dichten Nebel gehüllt wurden. Harry bekam nun Atemnot, sein Herz klopfte, er wurde übernervös und mußte sich schließlich zum Ausruhen hinlegen. Er dachte nicht weiter über den Vorfall nach, sondern führte den Anfall irgendwie auf seine Erschöpfung und die akute Gefahr zurück. Dies ist übrigens ein Beispiel dafür, wie leicht wir uns mit falschen Erklärungen zufriedengeben können, wenn wir es wollen, denn Harry war körperlich kräftig und angesichts eines Notfalles alles andere als ein Feigling.
Am nächsten Tag wanderten sie auf einem schmalen Pfad, der in die steile Felswand eingehauen war. Das Mädchen ging voran. Das Herzklopfen begann abermals, als Harry sich bei einem Gedanken oder einem Impuls ertappte, sie die Klippen hinunterzustoßen. Das verblüffte ihn natürlich, zumal er sehr an ihr hing. Er dachte zuerst an Dreisers »Amerikanische Tragödie«, in der der junge Mann seine Freundin ertränkt, um sie loszuwerden. Dann dachte er an den Anfall vom Vortag und rief sich offen einen ähnlichen Impuls, den er da gehabt hatte, ins Gedächtnis zurück. Er war flüchtig ge-

wesen, und er hatte ihn gezügelt, sobald er aufkam. Er erinnerte sich jedoch deutlich an einen zunehmenden Ärger über das Mädchen vor dem Anfall und an eine plötzliche Welle heftiger Wut, die er beiseitegeschoben hatte. Dies war also die Bedeutung des Angstanfalls: ein Impuls von Gewalttätigkeit, der aus einem Konflikt zwischen einem plötzlichen Haß einerseits und seiner echten Verliebtheit in das Mädchen andererseits hervorgegangen war. Er fühlte sich erleichtert und auch stolz, weil er den ersten Anfall analysiert und den zweiten gestoppt hatte.

Harry ging einen Schritt weiter, da er sich durch seine Erkenntnis des Hasses und eines Mordimpulses gegen das Mädchen, das er liebte, alarmiert fühlte. Im Weitergehen warf er die Frage auf, wieso er den Wunsch haben sollte, sie umzubringen. Sofort fiel ihm ein Gespräch wieder ein, das sie am Morgen zuvor gehabt hatten. Das Mädchen hatte einen seiner Kollegen gerühmt, weil er geschickt im Umgang mit Menschen und bei einer Party ein charmanter Gastgeber sei. Das war alles. Und das konnte diese starke Feindseligkeit nicht hervorgerufen haben. Trotzdem empfand er, wenn er daran dachte, aufsteigende Wut. War er eifersüchtig? Aber es bestand keine Gefahr, sie zu verlieren. Dieser Kollege war allerdings größer als er, kein Jude (in beiden Punkten war er überempfindlich) und sehr redegewandt. Während seine Gedanken ziellos in diese Richtung wanderten, vergaß er seinen Zorn auf das Mädchen und konzentrierte sein Augenmerk darauf, sich mit dem Kollegen zu vergleichen. Dann fiel ihm eine Szene ein. Er war etwa vier oder fünf Jahre alt und hatte versucht, auf einen Baum zu klettern, es aber nicht geschafft. Sein älterer Bruder war mühelos hinaufgestiegen und hänselte ihn von oben. Eine andere Szene stand wieder deutlich vor ihm, als seine Mutter seinen Bruder lobte und er übergangen wurde. Der ältere Bruder war ihm immer voraus. Es mußte dasselbe gewesen sein, was ihn am Vortag wütend gemacht hatte: Er konnte es immer noch nicht ertragen, wenn irgendein Mann in seiner Gegenwart gelobt wurde. Mit dieser Einsicht verlor er seine Gespanntheit, konnte mühelos klettern und empfand für das Mädchen wieder Zärtlichkeit.

Die Erkenntnis des Mordimpulses war eine echte emotionale Erfahrung. Er fand zumindest eine Andeutung für die Ursache seiner Feindseligkeit, und er erkannte die Tatsache, daß er in einem Konflikt gefangen war.[51]

Harry erkannte die Spitze seines Minderwertigkeitskomplexes, der aus Geschwisterrivalität resultierte.
Also: Welche der oben beschriebenen vier selbstanalytischen Schritte vollzieht Harry? Welche vollzieht er nicht?

Versuchen Sie es nun einmal selbst:

Übung: Die vier Schritte der gelegentlichen Selbstanalyse durchführen

- Erinnern Sie sich an die Erfahrung mit einer Störung bzw. einem Problem.
- Versuchen Sie, die auf S. 120f. beschriebenen vier Schritte der gelegentlichen Selbstanalyse durchzuführen. Fragen Sie sich dazu:
  1. Was ist mein Problem oder mein Anliegen? Dies wird das Kernwort Ihres Clusters.
  2. Was sagt mir mein Cluster zum Thema? Die Erkenntnisse bitte in einen kurzen Text fassen.
  3. Was möchte ich probeweise aus diesen Erkenntnissen heraus verändern?
  4. Hier empfiehlt es sich, eine Liste zu erstellen: Im ersten Schritt notieren Sie Ihre Vorhaben, im zweiten legen Sie eine Reihenfolge fest: Was möchte ich als Erstes angehen? Und in welcher konkreten Lebenssituation?
  5. Notieren Sie sich das möglichst in Ihrem Kalender, beobachten Sie sich bei der Umsetzung Ihres Probehandelns, und dann, wenn Sie zufrieden mit sich sind, nehmen Sie den zweiten Veränderungswunsch hinzu.
  6. Und dann, nach einiger Zeit des Übens, können Sie sich fragen: Wie ist mir die neue Erfahrung bislang bekommen?
  7. Nehmen Sie hierzu erneut Ihre Liste aus Schritt 3 zu Hilfe und werten Sie sie aus: Was ist mir leichter, was schwerer gefallen? Welche Anliegen sind bereits umgesetzt, welche nicht mehr wichtig? Gegebenenfalls ändern Sie Ihre Prioritäten oder beginnen einen neuen Zyklus der Selbstanalyse!

Die gelegentliche Selbstanalyse ist der Grundbaustein einer systematischen Selbstanalyse, die über längere Zeit oder das ganze Leben über vollzogen wird (allerdings nicht unbedingt mehr als jeden Tag eine halbe Stunde). Die systematische Selbstanalyse anhand der heilenden Biografie wird sich mit der Zeit nicht auf die Bearbeitung gelegentlicher Störungen beschränken, sondern dazu übergehen, Schwierigkeiten zu erhellen sowie Persönlichkeitsstrukturen und Lebensstile deutlich zu machen.

Manchmal natürlich wird all das nicht reichen, um uns ganz gesund und wohl zu fühlen. Wenn wir eine Erinnerung schon lange und mit viel Leiden daran mit uns herumschleppen oder auch dann, wenn plötzlich eine Erinnerung aufbricht und uns fassungslos werden lässt, eine Erinnerung an ein Trauma vielleicht, mit dem wir nicht fertig werden, dann kann es richtiger sein, professionelle Hilfe zu suchen.

Häufig aber können wir uns tatsächlich auch selbst helfen. Dafür zeigt Ihnen dieses Buch viele Möglichkeiten.

Bilder werden Worte – der innere Weg auf der Spur unserer Träume

»Träume sind Schäume«, sagt der Volksmund. Doch stimmt das wirklich? »Der Traum ist der Königsweg zum Unbewussten«, war die Ansicht Sigmund Freuds. Er bezog sich damit auf ein uraltes menschliches Bedürfnis, das bereits in der griechischen Antike seinen Ausdruck gefunden hat und zwar im Orakel von Delphi, von dem weiter oben schon die Rede war: »Erkenne dich selbst« stand also über diesem Orakel, und mithilfe der Traumdeutung diesen Weg der Selbsterkenntnis zu gehen, war über Jahrtausende hinweg das Ziel vieler Menschen. Traumdeutung spielt in der Bibel, im alten Ägypten und in allen Volksmythologien eine große Rolle. Die Grenze derartiger Traumdeutungen ist jedoch, dass sie meist mythologisch blieben. Die traumhafte Bildersprache des Unbewussten zu entschlüsseln, blieb der Tiefenpsychologie vorbehalten, deren Grundstein Sigmund Freud legte. Insbesondere C. G. Jung, aber auch viele andere spätere Tiefenpsychologinnen und -psychologen haben hier dann vertiefend weitergearbeitet.

Tiefenpsychologische Traumdeutung

Sigmund Freud, der Begründer der Psychoanalyse, war der Erste, der in dieser Richtung ein Modell entwickelt hat. Sein im Jahre 1900 erschienenes Werk *Die Traumdeutung*[52] war über lange Zeit *das* Standardwerk der tiefenpsychologischen Therapie und Psychoanalyse. In dieser und vielen anderen hiervon inspirierten Therapieformen wird dem Traum und seiner Entschlüsselung eine hohe Bedeutung zuerkannt. Träume, so

Freud, sind die Bildersprache unseres Unbewussten: Was wir vergessen oder verdrängt haben, was wir nicht erinnern wollen oder nicht zu denken wagen, was aber dennoch wichtig für uns und unsere innere Entwicklung ist, davon erzählt uns der Traum.

Die Traumsprache muss jedoch erst noch richtig verstanden werden. Denn um die »innere Zensur« zu überwinden, mit der das Bewusstsein sich vor der Konfrontation mit unbewussten psychischen Inhalten schützt, hat das Unbewusste Mittel und Wege gefunden, das Bewusstsein über den tatsächlichen Charakter, die tatsächlichen Aussagen unserer Träume, im Unklaren zu lassen. Die Bildersprache des Unbewussten ist eine symbolische Sprache, doch wofür die Symbole eines Traums stehen, welche Aspekte aus dem Leben eines Menschen sie zum Ausdruck bringen, ist nicht festgelegt und will erst entschlüsselt werden. Und: Diese Bildersprache folgt ihren eigenen Regeln, ihrer eigenen Grammatik. Wenn uns diese grammatikalischen Regeln nicht bekannt sind, können wir uns bei der Auslegung unserer Träume leicht täuschen.

In einer tiefenpsychologischen Therapie oder einer Psychoanalyse verläuft der Weg der Entschlüsselung klassischerweise über die sogenannte »freie Assoziation«: In Begleitung des Analytikers oder der Analytikerin nennt der Patient so viele spontane Einfälle zum Thema wie möglich. Diese kommen – wie der Traum – aus dem Unbewussten und können daher zu seinem Verständnis beitragen.

C. G. Jung, ursprünglich ein Schüler Freuds, der später seine eigene Analytische Psychologie entwickelte, baute auf der Freud'schen Traumtheorie auf, ging jedoch über sie hinaus. Aus Sicht der Analytischen Psychologie sind Träume nicht nur Manifestationen von Verdrängtem, sondern sie geben uns wichtige Hinweise zu unserer Heilung und Weiterentwicklung: »Träume spiegeln unsere unbewussten Bedürfnisse, Ängste, Konflikte, Wünsche, unbewältigten Erfahrungen und ebenso Schatten- und Komplexanteile der Person wider. Ebenso verweisen sie auf bislang nicht gelebte Möglichkeiten.«[53] So können Träume gerade in Krisen- und Umbruchzeiten hilfreiche Wegweiser sein.[54]

Aus Jung'scher Sicht haben Träume unter anderem die Funktion, die bewusste Haltung eines Menschen zu kompensieren. So zeigen sie uns Aspekte unserer Persönlichkeit, die wir nicht wahrnehmen können bzw. wollen oder die noch entwickelt werden müssen. Die Arbeit mit Träumen hilft auch, unsere unbewussten Schwierigkeiten und Komplexe besser zu verstehen, denn diese werden vom Traum in symbolischer Form dargestellt und erfahrbar. Die sogenannten archetypischen Träume weisen über die persönliche Geschichte hinaus und verbinden uns mit den größeren Zusammenhängen des Lebens und der Menschheit.[55]

Für interessierte Laien war es nie so ganz einfach, dem eigenen Traumleben auf die Spur zu kommen. Zwar blühte und blüht ein Markt an »Traumratgebern«. Doch ein Symbol ohne eigene Assoziationen einfach »nachzuschlagen«, ohne den eigenen lebensgeschichtlichen Bezug hinzuzunehmen, wird der Symbolsprache des Unbewussten nicht gerecht. Denn die symbolische Bedeutung der inneren Bilder ist zu großen Teilen hoch individuell. Aber auch Menschen, die nicht in Therapie oder Analyse sind und die regelmäßig ihre Träume aufschreiben, finden häufig einen intensiven persönlichen Zugang zu diesem Material.

In den folgenden Übungen wollen wir Wege zu einem solchen persönlichen Zugang suchen und dabei Vorgehensweisen unterschiedlicher psychotherapeutischer Schulen für das Führen eines Traumtagebuchs nutzbar machen.

Die Träume erinnern

Für viele Menschen beginnt die Schwierigkeit im Umgang mit Träumen bereits beim Erinnern. Träume sind oft flüchtig. Wir träumen, und schon beim Aufwachen bemerken wir womöglich, wie wir bereits dabei sind, unseren Traum wieder zu vergessen. Am Tag kommt uns vielleicht plötzlich ein Traumfetzen in den Sinn, doch wenn es uns nicht gelingt, den Faden zu halten und stückweise wieder abzurollen, ist er auch gleich wieder verschwunden. In Zeiten eines erfüllten Alltags ist dieses Phänomen ganz normal und womöglich sogar gesund. Weshalb sollten wir unser Gedächtnis auch mit einer Vielzahl von Traumbildern belasten, die so wenig mit den konkreten Tagesaufgaben zu tun zu haben scheinen?

Will das Unbewusste sich in unseren Träumen abarbeiten, so darf dies über lange Zeit ruhig unbewusst geschehen. In schwierigeren Zeiten allerdings, etwa in Krisen, kann es hilfreich sein, auf unsere Träume zu achten. Oft geben sie uns Fingerzeige. Und häufig genug erinnern sich Menschen in solchen Phasen auf einmal auch sehr genau an ihre Träume. Manche haben in Krisenphasen begonnen, ein Traumtagebuch zu führen.

Ich lese heute noch sehr gerne meine alten Traumtagebücher. Träume, die ich immer wieder träume, verändern sich doch geringfügig im Laufe der Jahre.
Inga, 37 Jahre, Teilnehmerin einer Traum-Schreibwerkstatt

Es gibt unterschiedliche Wege, sich an Träume zu erinnern. Einige davon wollen wir im Folgenden erkunden.

Die meisten Menschen, auch diejenigen, die sich eher schwer an Träume erinnern, kennen ein oder zwei sogenannte Schlüsselträume in ihrem Leben: Träume nämlich, die sie immer und immer wieder einmal geträumt haben – stets auf die gleiche Weise oder auch in geringen Abwandlungen.

Immer wieder träume ich, den Zug zu verpassen. Ich eile, ich renne mit endlich gepacktem Koffer die Treppen hinauf, ich meine, es noch zu schaffen – und wieder rollt er aus dem Bahnhof, als ich gerade auf dem Bahnsteig angekommen bin. Erschöpft klappe ich jedes Mal den Koffer auf und denke: »Wieder einmal umsonst gepackt, was mache ich jetzt damit?«
Gerd, 57 Jahre, Teilnehmer einer Traum-Schreibwerkstatt

Übung: Meine Schlüsselträume

Erinnern Sie sich an Schlüsselträume? Dann schreiben Sie sie einfach einmal auf – so unvollständig oder so detailreich, wie Sie sich eben an sie erinnern. Wahrscheinlich geht es Ihnen schon während des Aufschreibens so, dass weitere Erinnerungen hinzukommen. Genießen Sie einfach die aufkommenden Traumbilder oder bestaunen Sie sie, ohne sie unbedingt verstehen oder tiefer in sie dringen zu wollen.

Übung: Meine Traumbiografie

Die Gefühlslinie kennen Sie bereits aus dem Abschnitt »Sich an Körper und Seele gesünder schreiben« in Kapitel 4 (S. 91ff.). Für den Umgang mit Ihren Träumen können Sie sie nutzen, indem Sie wichtige Träume, Schlüsselträume, Träume, die Sie womöglich heute noch ab und an beschäftigen, mit je einem Stichwort notieren – und zwar zum Zeitpunkt ihres erstmaligen Auftretens, so gut Sie sich daran erinnern. Dabei kommt es nicht auf das genaue Datum an, nicht einmal darauf, ob Sie noch das genaue Lebensjahr wissen. Wählen Sie einfach den »gefühlten« wahrscheinlichen Zeitraum. Das reicht, um zu erreichen, was Sie für Ihre Traumbiografie brauchen: einen groben Überblick, wie sich Ihre Traumbilder über die Jahre Ihres Lebens entwickelt haben.

Eine solche Traumbiografie kann auch über einen längeren Zeitraum hinweg entstehen oder sich verändern. Schreiben Sie ruhig immer dann ein Bild hinzu, wenn Sie sich wieder einmal an eines erinnern. Denn je häufiger wir uns mit einem Thema, auch mit Themen aus unserem Unbewussten, beschäftigen, desto leichter fallen uns gegebenenfalls weitere Erinnerungen ein.

Neben Schlüsselträumen erinnern viele Menschen Einzelheiten aus Träumen, welche sie als ganze kaum rekonstruieren können. Meist ist ein solcher Traumfetzen rasch wieder entschwunden – entweder weil wir vom Alltag in Beschlag genommen sind oder auch weil wir versuchen, dichter an den Traum heranzukommen, als es zurzeit möglich ist. Probieren Sie stattdessen etwas anderes:

Übung: Traumfetzen einfangen

Konzentrieren Sie sich einfach für einen Moment auf den jeweiligen »Traumfetzen«, gleichgültig, wie unvollkommen oder »abgerissen« er sein mag. Sehen Sie das Bild noch einmal vor sich und lassen Sie es in seiner Unvollständigkeit auf sich wirken.

Auf verschiedene Weise können Sie das Erinnern von Träumen noch intensivieren:

Übung: Träume erzählen

Einem Partner oder einer guten Freundin – möglichst rasch nach dem Aufwachen – die eigenen Träume zu erzählen, kann in mehrfacher Hinsicht nützlich sein: Einmal, um die eigenen Träume genauer zu erinnern, denn die zuhörende Person stimuliert den Erzählfluss und auf diese Weise häufig genug auch den Erinnerungsfluss. Zudem hat die vertraute Person, wenn ihr öfter Träume erzählt werden, natürlich auch ihre eigenen Erinnerungen an die Traumserie des Gegenübers und kann womöglich den erzählten Traum in Beziehung setzen zu anderen, früheren Träumen, an die wir selbst in diesem Moment gar nicht denken. Teilen beide einander ihre Träume regelmäßig mit, kann das die Beziehung entscheidend vertiefen, intensivieren und intimer gestalten. Ob wir möchten oder nicht, wir teilen auf diese Weise unserem Gegenüber eine Menge von uns mit. Also sorgfältig auswählen, wem wir unsere Träume erzählen!

Übung: Träume aufschreiben

Wenn ein Partner oder eine Freundin zum Erzählen der Träume nicht zur Verfügung steht, wählen wir möglicherweise intuitiv den Weg des Aufschreibens. Aufschreiben kann eine ähnliche Funktion wie das Erzählen haben, nämlich uns zu entlasten. Die stimulierende Funktion des Zuhörens fällt dabei natürlich weg; es gibt aber einen Trick, seine hilfreiche Wirkung dennoch in Anspruch nehmen zu können: Wir imaginieren einen Zuhörer, einen guten Freund, der unsere erzählenden Aufzeichnungen wohlwollend begleitet. Überlegen Sie einmal für sich: Wer könnte die phantasierte Person sein, die für Sie da ist, wenn Sie etwas zu erzählen haben? Ein realer alter Freund? Ein fernes Vorbild? Eine Wunschgestalt? Seien Sie unbesorgt: Solche phantasierten Figuren müssen Sie nicht von der Alltagsrealität abhalten. Vielmehr können sie Ihre ureigensten Gefühle der Freundschaft und des Wohlwollens gegenüber sich selbst mobilisieren und damit auch Ihre Kräfte für den Alltag und Ihre realen Beziehungen stärken.

Wenn wir eine Zeit lang regelmäßig unsere Träume erzählen oder aufschreiben wollen, kann es hilfreich sein, ein Traumtagebuch anzulegen. Hier »wartet« unser imaginierter Zuhörer darauf, dass wir uns wieder an ihn wenden; hier warten auch unsere bereits aufgeschriebenen Träume auf die Fortsetzung ihrer Reflexion. Bereits eine solche Kontinuität kann uns dabei unterstützen, dass wir uns langfristig besser an unsere Träume erinnern. Sinnvoll ist ein solches Traumtagebuch natürlich besonders dann, wenn wir versuchen wollen zu verstehen, was die Träume uns zu sagen haben, und unsere Assoziationen dazu aufschreiben (siehe S. 130f.) oder wenn wir besondere Fragen haben.

Übung: Ein Traumtagebuch anlegen

Wenn Sie ein regelmäßiges Traum- und Assoziationstagebuch führen möchten, haben Sie zwei Möglichkeiten, hier strukturiert vorzugehen:

1. Nutzen Sie ein Ringbuch. Fangen Sie für jeden Traum eine neue Seite an und heften Sie die Seiten mit Ihren Assoziationen und Reflexionen später einfach dazwischen.
2. Oder Sie beschreiben in einem herkömmlichen Tagebuch konsequent nur jede zweite Seite. Dann können Sie Ihre Assoziationen und Reflexionen immer den Traumerinnerungen gegenüberstel-

len, sind allerdings begrenzt, wenn Sie später (nach Monaten zum Beispiel) noch einmal darauf zurückkommen möchten.

Die Träume verstehen

Träume festzuhalten und auf uns wirken zu lassen ist das eine; der Frage nachzugehen, welche Botschaften sie wohl an uns haben, ist dagegen noch einmal etwas anderes. Träume, die Botschafter unseres Unbewussten, sprechen eben auch die Sprache dieses Unbewussten: Sie sprechen in Bildern zu uns. Manchmal verstehen wir vielleicht intuitiv, was sie uns sagen möchten, ein anderes Mal lässt uns ein Traum ratlos zurück, womöglich noch mit dem Gefühl: »Dieser Traum enthält eine wichtige Botschaft für mich, aber ich verstehe sie nicht!«

Es ist uns nicht immer möglich, die Bildersprache des Unbewussten zu entschlüsseln, denn unserem Bewusstsein ist die andere Sprache näher: die rationale Sprache der Worte und Begriffe. So gilt es also, Worte zu finden für das, was unser Traum uns in seiner Bildersprache erzählen will; es gilt, Übersetzungsarbeit zu leisten. Folgende Techniken können helfen, sich den Traumbotschaften zu nähern:

Übung: Eine Traumfrage aufschreiben

Schreiben Sie am Abend vor dem Schlafengehen die Frage auf, die Sie zurzeit besonders beschäftigt und auf die Sie sich eine Antwort wünschen. Legen Sie dann Ihr Traumtagebuch neben das Bett und schreiben Sie am Morgen die ersten Ideen auf, die Ihnen durch den Sinn gehen: Das können Traumfetzen sein oder auch ganz andere Gedanken – es muss keinen direkten Zusammenhang zum Thema geben. Legen Sie das Buch dann zunächst beiseite und nehmen Sie es sich später wieder vor, wenn ein wenig Zeit vergangen ist. Was lesen Sie jetzt aus Ihrer Notiz?

Übung: Zu den Aufzeichnungen assoziieren

Lesen Sie sich Ihre Aufzeichnungen am nächsten Tag, nach einer Woche und nach einem Monat noch einmal durch. Was fällt Ihnen spontan dazu ein? Schreiben Sie es jeweils auf! Am besten auf ein Blatt, das Sie zwischen Ihre Aufzeichnungen heften. Bei jeder späteren Betrachtung lesen Sie dann nicht nur die alten Aufzeichnungen, sondern auch Ihre neueren Gedanken zum Thema. Monatliche und jährliche Auswertungen werden Ihnen zeigen: Es gibt »rote Fäden«, die sich durch die Sprache Ihres Unbewussten hindurchziehen. Und: Sie sind entschlüsselbar.

Ich wusste lange Zeit gar nicht, dass diese unterschiedlichen Träume immer wieder von *einem* Thema handeln – nicht immer nur von diesem einen Thema, aber doch immer wieder davon: von meiner ungeklärten Beziehung. Und damit meine ich nicht nur meine aktuelle Beziehung. Dass sich in ihr Spuren der Beziehung zu meinem Bruder finden, ist mir erst durch die Traum-Assoziationen wirklich deutlich geworden. Diese grinsend-besserwisserischen Figuren, die in allen möglichen Träumen auftauchen und die sich dann wandeln, ganz klein werden und dann wieder größer, und mein Entsetzen darüber und mein Mitleid – das sind alles Aspekte, die sich durch meine Beziehungen hindurchziehen, aber erst mit dem Ernstnehmen der Träume konnte ich beginnen, daran zu arbeiten. Und tatsächlich sind diese Traumfiguren weniger geworden – seit ich mit meinem Freund und meinem Bruder lachen, aber auch mal Nein sagen kann!
Christine, 31 Jahre, Teilnehmerin einer Traum-Schreibwerkstatt

Übung: Die Botschaft des Traumes entschlüsseln

- Versuchen Sie, ein Wort für den Gefühlsausdruck zu finden, den Ihr Traum in Ihnen hinterlässt, machen Sie es zum Kernwort Ihres Clusters und assoziieren Sie, was Ihnen zu diesem Kernwort einfällt.
- Schreiben Sie jetzt einen kurzen Text zum Cluster, in der Gegenwart und in der ersten Person, als ob der Traum gegenwärtige Erfahrung wäre. Versuchen Sie, möglichst die alogische, bilderreiche Struktur des Traumes und der Traumsprache abzubilden.

Sich den Traumfiguren annähern

Traumfiguren sind alle lebenden und nicht lebenden Wesen, die in Ihren Träumen auftauchen – solange sie in Ihnen nur irgendein Gefühl hervorrufen. Kein Aspekt, so sagt die Tiefenpsychologie, ist zufällig im Traum, jeder hat seine Bedeutung, und häufig genug gibt es auch nicht nur eine, sondern gleich mehrere Bedeutungen, die uns alle etwas zu sagen haben. Wir müssen beileibe nicht alles verstehen, was unsere Träume uns erzählen wollen; vieles verarbeiten wir gleich auf der Stufe des Unbewussten. Doch in dem Moment, in dem uns eine Traumfigur, ein Trauminhalt bewegt, kann es sinnvoll sein, diesem Bewegtwerden nachzuspüren. Vermutlich möchte Ihr Unbewusstes irgendetwas ausdrücken, das ins Bewusstsein zu holen sich lohnen könnte. Nicht immer helfen hier unsere eigenen Assoziationen weiter – manchmal ist eine Botschaft so tief versteckt, dass es Sinn macht, seine eigenen Ideen ganz zurückzustellen und sich völlig auf die Traumfigur auszurichten.[56]

C. G. Jung meinte dazu, in solchen Situationen gehe es nicht darum, herauszufinden, was *ich* mit diesem inneren Bild ausdrücken will, sondern um die Frage an die inneren Figuren: Was willst du bzw. was wollt ihr mir denn sagen? Dies kann auf folgende Weise geschehen:

Übung: Was die Traumfigur mir zu sagen hat – Monolog versus Dialog

- Holen Sie sich genau die Traumfigur vor Ihr inneres Auge, die Sie berührt, bewegt, erstaunt, an die Sie Fragen haben.
- Beschreiben Sie die Traumszene und die Position, die Ihre Traumfigur darin einnimmt: etwa die seltsam gekleidete Person, die Ihnen fremd und vertraut zugleich erscheint, den unbeweglichen Gegenstand, der an einem seltsamen Platz steht, die Uhr ohne Zifferblatt, den Zug, den Sie fast versäumt hätten und aus dem Sie nun nicht mehr aussteigen können oder was auch immer Sie in diesem Traum bewegt hat.
- Dann entscheiden Sie, ob Sie einen inneren Monolog der Traumfigur aufschreiben oder in einen Dialog mit der Traumfigur treten und diesen festhalten wollen.

Innerer Monolog der Traumfigur
Schreiben Sie die Szene monologisch weiter, und zwar aus der Sicht der Figur. Beginnen Sie mit: »Hier stehe (sitze, liege …) ich und …«

Dialog mit der Traumfigur
Treten Sie mit der Traumfigur in Dialog: Fragen Sie sie: »Was möchtest du hier in meinem Traum?«, und schreiben Sie als Antwort – wenn es sich hilfreich anfühlt, auch mit einem anderen Schreibstift – das auf, was Ihnen als Erstes in den Sinn kommt.

Schreiben Sie Ihren Monolog oder Dialog nicht länger als ca. eine Seite, lassen Sie den Text dann ein Weilchen liegen und lesen Sie ihn dann noch einmal in Ruhe durch.

Archetypische Traumbilder erkennen

C. G. Jung hat entdeckt, dass es tiefere Schichten des Unbewussten gibt, die über das persönliche Unbewusste des Einzelnen hinausgehen. In diesem sogenannten kollektiven Unbewussten sind – wie in einer Art Menschheitsgedächtnis – universale Erfahrungen der Menschheit gespeichert, die sogenannten Archetypen. Archetypen sind unanschauliche psychische Wirkkräfte, die Bilder und Symbole hervorbringen, z. B. in Mythen, Märchen, in Religion und Kunst oder eben auch in Träumen. Über diese Bilder und Symbole werden sie erfahrbar und bestimmen das menschliche Erleben und Verhalten.

Im Rahmen seiner Mythenforschung hat C. G. Jung viele verschiedene archetypische Bilder entdeckt, die in allen Kulturen Symbole für wichtige Lebensbereiche sind. Archetypisch ist alles, was mit typischen Menschheitserfahrungen zu tun hat, und so gibt es ein breites Spektrum an archetypischen Bildern, z. B.: den Vater, die Mutter, das Kind, die weise Alte, den Weg, die Wüste, die Geburt, den Tod. Viele Archetypen haben mit dem Prozess der Individuation zu tun, dem lebenslangen Wachstums- und Reifungsprozess des Menschen, bei dem es vor allem um die Auseinandersetzung zwischen Bewusstsein und dem Unbewussten geht, etwa die Reise, das Labyrinth, das Weibliche, das Männliche, der Schatten, die Leben spendende Große Mutter und schließlich die abstrakten Symbole der Ganzheit, des Selbst.

Archetypische Bilder berühren uns auf ganz besondere Weise und rufen häufig starke Emotionen hervor, etwa Ergriffensein oder auch Angst. Deshalb ist die Gewalt dieser Bilder ernst zu nehmen. Wenn sie auftauchen, etwa auch in Träumen, muss man sie interpretieren und ihre Bedeutung für die eigene Biografie klären. Auch ist darauf zu achten, inwieweit persönliche Komplexe sich an diese Bilder heften.

Wer die besondere Wirkung archetypischer Bilder einmal erfahren möchte, um diese Qualität ggf. in seinen Traumbildern wiedererkennen zu können, kann die folgende Übung ausprobieren:

Übung: Archetypische Bilder erkunden

Achtung: Diese Übung geht möglicherweise tiefer als die vorhergehenden. Beobachten Sie sich beim Schreiben bitte sorgfältig und führen Sie die Übung nur dann aus bzw. weiter durch, wenn Sie sich dabei wirklich wohl fühlen. Es ist möglich, dass Sie bei dieser Übung besonders ergreifende, vielleicht auch kurzfristig erschütternde Erfahrungen machen. Manchmal allerdings schützt sich das Unbewusste genau hiervor, und die Person fühlt wenig. Hierüber sollten Sie sich dann nicht wundern. Wenn Sie also mögen, lassen Sie probeweise folgende Bilder bzw. Begriffe auf sich wirken und wählen Sie eines davon als Kernwort aus:

Wasser – Wüste – Baum – Reise – alter Weiser / weise Alte – Kind – Turm

Mit dem gewählten Kernwort entwerfen Sie dann einen Cluster und schauen, welches seine zentrale Aussage ist. Diese halten Sie als Überschrift fest. Schreiben Sie im Anschluss an das Assoziieren einen Text dazu.
Wenn Sie Ihren Text überarbeiten möchten, dann lesen Sie sich das folgende Gedicht von Rainer Maria Rilke durch und entnehmen Sie ihm weitere Anregungen.

Ich lebe mein Leben in wachsenden Ringen,
die sich über die Dinge ziehn.
Ich werde den letzten vielleicht nicht vollbringen,
aber versuchen will ich ihn.

Ich kreise um Gott, um den uralten Turm,
und ich kreise jahrtausendelang;
und ich weiß noch nicht: bin ich ein Falke, ein Sturm
oder ein großer Gesang.[57]

Träume weiterführen und verwandeln

Der Traum ist so etwas wie ein »Gesprächsangebot« unseres Unbewussten an unser bewusstes Ich, von daher ist auch unsere »Gesprächsbereitschaft« notwendig. Unser Unbewusstes erzählt uns eine Geschichte und wartet auf unsere Antwort. C. G. Jung hat sich in seiner Schrift *Die Beziehungen zwischen dem Ich und dem Unbewußten* (1928)[58] sehr intensiv mit diesem Umstand auseinandergesetzt und verschiedene Techniken vorgeschlagen, wie wir den Dialog zwischen dem Bewusstsein und dem Unbewussten gezielt steuern und unterstützen können. Da jeder Traum eine Art Geschichte darstellt und auch »nur« eine Geschichte ist, kann man diese Geschichte auch als Ausgangspunkt für eine neue Geschichte nehmen. Wenn ich meine Traumgeschichte weiterentwickele, weiterimaginiere, entwickele ich im besten Fall auch die Botschaft weiter, die der Traum mir sagen möchte und mache sie mir auf diese Weise zu eigen.

Übung: Einen Traum zu Ende erzählen

Gibt es einen Schlüsseltraum in Ihrer Traumbiografie, der immer an derselben Stelle endet? Oder gibt es womöglich einen frischeren Traum, der Sie noch immer beschäftigt? Eine Geschichte, eine Szene, die Sie irritiert und die sich nicht aufgelöst hat? Ein seltsames Gefühl, das aus einem Traum übrig geblieben ist?

Schreiben Sie den Traum auf, soweit Sie ihn erinnern – das darf auch ruhig unvollständig sein. Was zählt, ist nicht die Gesamtheit des Inhalts, sondern Ihre gefühlte Erinnerung. Und dann schreiben Sie die Geschichte weiter! Ja, auch und gerade weil Sie nicht wissen, wie es weitergeht, schreiben Sie aus Ihrem Gefühl heraus, im Vertrauen darauf, dass Ihr Unbewusstes den weiteren Verlauf kennt – immerhin hat es ja Ihren Traum kreiert!

Wie Sie es schaffen können, mit Ihrem Unbewussten derart in Kontakt zu treten? Einfach durch den Schreibprozess und Ihre nach innen gerichtete Achtsamkeit! Um diese aufzubauen, gehen Sie folgendermaßen vor:

- Beginnen Sie Ihre Traumgeschichte mit den Worten: »Ich erinnere mich ...«
- Schreiben Sie nun einfach weiter, zunächst die Traumgeschichte, wie Sie sie erinnern: beschreibend, aufzählend, schildernd.
- Schreiben Sie dann den Rest: das, was sich im Prozess der Konzentration zeigt, was aus dem Unbewussten aufsteigen will und aufgeschrieben sein möchte, genau die Bilder, Assoziationen, Impulse, die sich im Moment ergeben. Lassen Sie sich überraschen, bewerten Sie noch nichts während des Schreibprozesses.

Wenn Sie in Ihrem Traumtagebuch genügend Material gesammelt haben, können Sie auch einen anderen, kreativeren Weg des Verstehens wählen: Spielen Sie mit den Traumfetzen, Bildern, Szenen, die ihr Unbewusstes Ihnen im Traum erzählt hat und die Sie sich, wenn auch mit Sicherheit unvollständig, bewusst notiert haben!

Bauen Sie eine Collage aus den verrückt scheinenden Geschichten und Assoziationen – Material gibt es sicherlich genug in Ihrem Tagebuch! Gerade das unvollständig und vielleicht auch manchmal wirr scheinende Material eignet sich dafür, durch literarisierende Techniken genutzt zu werden. Anregungen geben Ihnen sämtliche Übungen in unserem Buch, insbesondere die in Kapitel 5: Durcharbeiten: Kreieren, Literarisieren und Verarbeiten (S. 137ff.). Warum nicht etwa eine traumartige Geschichte oder ein Märchen schreiben und damit einen gesunden und anregenden Abstand zum Thema des Traumes schaffen?

So dichtete die oben bereits vorgestellte Patientin (siehe S. 131) zu den Assoziationen »Bruder-Figur«, »Grinsen«, »Faust«, »lachende Fratze«, »Trog«, »Nein« folgenden Text:

»Nein, mein Freund«, sagte Faust lachend zu seinem Bruder. »Deine Fratze musst du nicht ziehen, wenn du mir etwas sagen willst. Besser kommst du mir ohne dein Grinsen entgegen. Es gibt genügend Ernst in unserer Geschichte, um das Lachen Lachen sein zu lassen, das Weinen Weinen und das Dichten Wahrheit. Nein, mein Freund, das philosophische Gelächter ist Trost und nicht Trug.«

Und in einem zweiten Text:

Ein Grinsen im Gesicht, die Faust erhoben, brüderlich geteilt, was schwer zu tragen ist.

5. Durcharbeiten: Kreieren, Literarisieren und Verarbeiten

In dieser letzten Phase des heilenden Schreibprozesses wollen wir das bereits entstandene reichhaltige Textmaterial überarbeiten und ausgewählte Lebensthemen literarisch vertiefen. Dazu nutzen wir die Präzision und Symbolkraft von Kurzgedichten, die Bildersprache der Volksmärchen und versuchen abschließend, unser eigenes Leben als Roman zu betrachten.

Was spricht dafür, die Texte noch einmal zu überarbeiten? Ihre Literarisierung ermöglicht uns eine symbolische, bildhafte Betrachtungsweise, schafft damit eine gewisse Distanz und gleichzeitig einen Rahmen, der auch Widersprüche und Konflikte in einem Bild vereinen kann. Schreiben in Bildern besitzt – auch im psychologischen Sinn – die Kraft zu Integration und Synthese.

Autobiografische Lyrik: Die psychologische Funktion des Gedichts

In Bildern und Symbolen sprechen

Gerade kurze Gedichte können durch ihre sinnliche Qualität »Anker« für bedeutende Situationen darstellen, an die man sich immer wieder erinnern möchte. Dies haben wir bei er Übung »Anker setzen« (S. 91) bereits kennengelernt.

Sie können also Texte, in denen Sie ressourcevolle Situationen beschrieben haben, literarisch verdichten und das Gedicht zu Hilfe nehmen, um sich diese Kraftquelle jederzeit wieder vor Augen zu führen. Das folgende Gedicht über einen Spaziergang am Meer, entstanden in einer selbstanalytischen Schreibwerkstatt, bildet für die Verfasserin einen solchen Anker:

Wind in meinen Haaren
Nichts sehen als das Blau des Himmels
Nichts hören als den Schrei der Möwen

und das Tosen der Brandung
Zwischen zwei Atemzügen spüren
Das ist Freiheit

Es wird deutlich: Der einzelne Moment steht in diesem Beispiel exemplarisch für ein Lebensgefühl; die lyrische Sprache ermöglicht durch Metaphern, Analogien und Bilder eine symbolische Betrachtungsweise. Gerade in Krisensituationen kann dies helfen, auch für extrem belastende Situationen eine innere Einstellung der Akzeptanz zu finden. Betrachten wir z. B. den folgenden Text. Hier schreibt ein Schwerkranker kurz vor seinem Tod:

Ich habe in vielen Häusern gewohnt,
ich mache mich auf für das letzte Haus,
bin viele Wege gegangen
und gehe auf dem letzten Weg.
Hab' viele Worte geredet
und warte auf mein letztes Wort.
Der letzte Atemzug kommt
unerwartet.[59]

Tod und Sterben, diese bedrohliche und angstbesetzte Grenzsituation, über die niemand eine genaue Aussage treffen kann, wird hier durch die Bildersprache ins Leben hineingeholt und somit integriert: Der Tod ist »das letzte Haus« – ein Haus, wie viele andere Häuser auch, in denen der Verfasser gewohnt hat. Das Sterben ist »der letzte Weg«, die letzte Tätigkeit – durchaus vergleichbar mit anderen Tätigkeiten und Wegen. Es wird deutlich: Tod und Sterben gehören zum Leben dazu, sind Teile eines Ganzen. Und so kommt auch der letzte Atemzug zwar »unerwartet«, aber nicht mit Angst erwartet.

Noch ausgeprägter ist die Bildersprache in Pauls letztem Gedicht am Abend vor seinem Tod:

Der Abend fällt so still.
Die Wolke trägt den Himmel
in die Dämmerung
schweigend und sacht.[60]

Hier ist ein Einverständnis mit Tod, Sterben und Abschied sehr spürbar. Das Gedicht beschreibt vordergründig die Dämmerung, den Übergang vom Tag zur Nacht, der sich still und sacht vollzieht. Gleichzeitig zeichnet Paul in einer zweiten, symbolischen Lesart ein Bild des Sterbens als Übergang in einen anderen Seinszustand. Dabei wird deutlich: Die Dämmerung, also der Tod, ist nicht das Ende; die Wolke, die sich auf den Weg in die Dämmerung macht, trägt den Himmel mit sich. In symbolischer Weise vereint das Bild die Gegensätze von Leben und Tod und erscheint hoffnungsvoll.

Feste Formen bieten Halt – Gefühle rahmen und reflektieren

Gedichte können, wie wir gesehen haben, in existentiellen Situationen ein persönliches Fazit darstellen. Dabei spielt nicht nur die Bildersprache eine Rolle, sondern ebenso die formale sprachliche Gestaltung in Strophe, Reim, Rhythmus. Die festgelegte äußere Form kann in doppelter Weise Halt bieten: Gedichte bilden einen Rahmen. Die Wahl einer strengen Gestaltung kann helfen, problematische, konfliktreiche oder auch einfach aufwühlende Momente in eine Form zu »bannen«. Dadurch wird die persönliche Erfahrung verallgemeinert, leichter kommunizierbar und ist gleichzeitig einfacher in das eigene Leben zu integrieren. Das Gedicht eines Krebskranken über sein Leiden kann dies verdeutlichen:

Der Schmerz ist wie ein rotes Tuch,
der mich durchbohrt,
er ist ein Fluch,
er ist so drängend,
er dringt ein,
Schmerz, Schmerz, Schmerz,
Schmerz.[61]

Weshalb erscheint der Schmerz in seiner kaum erträglichen Intensität in diesem Gedicht so spürbar? Es liegt an der extrem verdichteten Form: In nur einer einzigen Strophe mit zahlreichen Wiederholungen gleicht er einer Endlosschleife, in der der Patient gefangen ist – und aus der er sich durch die Verbalisierung ein wenig befreien kann.

Gedichte können auch Raum für ein gedankliches Resümee bieten. In diesem Fall hilft der Zwang zur Verdichtung dabei, sich auf das Wesentliche einer Erfahrung zu konzentrieren, und kann auf diese Weise zu einer Synthese führen. So reflektiert ein anderer kranker Mensch in seinem Gedicht:

Ausgehend
von Krankheit
in sich gehen
über das Leben hinausschauen
als Anlass nehmen
sich weiterzuentwickeln
Wachstum

Übung: Autobiografische Kurzgedichte verfassen

- Wählen Sie unter den von Ihnen verfassten Texten einige aus, die Sie poetisch verdichten möchten.
- Verfassen Sie einige autobiografische Gedichte auf der Grundlage dieser Texte. Die im Folgenden vorgeschlagenen Gedichtformen können Ihnen als Anregung dienen.
- Vergleichen Sie die Gedichte mit den ursprünglichen Texten. Welche Unterschiede ergeben sich?

Kurzgedichte als Muster und Anregung

Die folgenden Stilmittel und traditionellen Gedichtformen stellen Muster dar, wie Sie Ihre Texte literarisch verdichten können. Alle Beispieltexte sind in selbstanalytischen Settings entstanden. Die Formen dienen als Anregung, sollen aber natürlich keine starre Vorlage darstellen. Fühlen Sie sich jederzeit frei, Veränderungen vorzunehmen oder mit eigenen literarischen Formen zu experimentieren.

- *Akrostichon*
  Beim Akrostichon bilden die Anfangsbuchstaben der aufeinanderfolgenden Zeilen aneinandergereiht ein Wort, einen Namen oder einen Satz.

  M Macht macht Monika müde
  O Ohnmacht macht Monika wütend
  N Nein ist mein Rettungswort
  I Ideen haben mich immer gerettet
  K Köpenicks Katzen kennen mich
  A Anfang – vielleicht ein Ankommen

- *Anapher*
  Als Anapher bezeichnet man die Wiederkehr eines Wortes am Beginn mehrerer aufeinanderfolgender Zeilen. Dadurch entsteht eine große Eindringlichkeit:

  Angst ist dunkel
  Angst schmeckt wie schwarzes Blut
  Angst ist gebeugt im schwarzen Nebel
  Angst klingt wie ein schriller Schrei
  Angst ist Unruhe und Starre, Flucht und Stagnation

- *Elfchen*
  Das Elfchen ist, wie schon vorgestellt (vgl. S. 91), ein Kurzgedicht aus elf Wörtern; das letzte Wort trägt eine zentrale Aussage:

Licht	------
Ein Lichtstrahl	------ ------
Über dem Meer	------ ------ ------
Leuchtet in goldschimmernden Wellen	------ ------ ------ ------
Hoffnung!![62]	------ !

- *Haiku*
  Ein Haiku ist ein vom Zen-Buddhismus inspiriertes traditionelles japanisches Kurzgedicht zum Thema Natur und Jahreszeiten. Es besteht aus 17 Silben, die in drei Zeilen angeordnet sind (1. Zeile: fünf Silben, 2. Zeile: sieben Silben, 3. Zeile: fünf Silben). Die letzte Zeile bringt eine überraschende Wendung.

  Pilze recken sich
  Im fauligen Unterholz
  Die Dämmerung drückt

- *Limerick*
  Limericks sind fünfzeilige, skurrile, meist scherzhafte Kurzgedichte. Typische Limericks beziehen sich in der Eingangszeile auf eine Person und einen Ort oder eine Landschaft. Dann wird eine komische Situation geschildert. Am Schluss bezieht man sich wieder auf den Ort der ersten Zeile und gibt dem Ganzen eine unsinn-sinnige Wendung. Limericks haben darüber hinaus noch einen charakteristischen

Rhythmus (zwei unbetonte und eine betonte Silbe stehen im Wechsel). Wir beschränken uns hier aber auf die thematischen Vorgaben und den Reim und vereinfachen damit die Form ein wenig.

Johannes im Schlosspark	... a
Fühlt sich gesund und stark	... a
Doch das Herz in der Brust	... b
Hat keine Lust	... b
Das trifft ihn bis ins Mark	... a

- *Schneeball*
  Der Schneeball ist eine Gedichtform, die in der ersten Zeile ein Wort enthält, das zugleich dem Schneeball seinen Titel gibt. Jede weitere Zeile erweitert sich dann um ein Wort:

Rationalisierung	1 Wort
Ein Problem	2 Wörter
Mit vielen Folgen	3 Wörter
Die uns stark verunsichern	4 Wörter
Was soll nun eigentlich werden?	5 Wörter
Die Firma gleicht dem geregelten Chaos	6 Wörter
Draußen wartet der Markt mit schwarzen Löchern	7 Wörter
Es geht auf die große Achterbahn der Nervenzusammenbrüche	8 Wörter
Die Angst geht um, wie eine bleiche Hyäne und greint	9 Wörter
Doch im Kern der Fabrik beginnen sich Lippen zu spitzen[63]	10 Wörter

- *Volkslied*
  Ein Volkslied ist ein Reimgedicht, dessen Zeilen sich in abwechselnder Weise reimen:

Ein Seiltänzer bin ich, im leeren Raum	... a
Ein falscher Schritt kann in den Abgrund führen	... b
Und jede Sicherheit ist nur ein Traum	... a
So spinnwebdünn. Beim Fallen kaum zu spüren	... b

Heilende Geschichten und Märchen verfassen

Märchen kennen wir von Kindertagen an – sie sind eine besondere Textgattung, die in allen Kulturen und Zeitaltern existiert und eine große tiefenpsychologische Bedeutung besitzt. Vielleicht haben auch Sie als Kind wie so viele Menschen in Märchen und phantastischen Geschichten einen Zugang zu anderen Welten sowie Trost und Zuspruch gefunden?

In diesem Abschnitt wollen wir die literarische Form der Märchen nutzen, um auf einer symbolischen Ebene Lebensprobleme als Wachstumsaufgaben zu betrachten. Dazu werden wir mit literarischen Formen experimentieren.

Nähern wir uns dem Thema »Märchen« durch einen persönlichen Zugang an: Erinnern Sie sich noch an Ihr Lieblingsmärchen und Ihre Lieblingsmärchenfigur?

Übung: Meine Lieblingsmärchenfigur

- Erinnern Sie sich zurück an die Märchen Ihrer Kindheit. Welche Märchenfiguren haben Sie besonders beeindruckt?
- Wählen Sie Ihre Lieblingsmärchenfigur aus und legen Sie zu dieser Figur einen Cluster an. Das Kernwort bildet der Name Ihrer Figur, z. B. »Dornröschen«, »Aschenputtel« oder »Die sieben Zwerge«.
- Schreiben Sie im Anschluss einen Text über Ihre persönliche Märchenfigur. Ziehen Sie am Schluss des Textes ein Fazit: Welche Bedeutung hat diese Figur für Sie?

Zur tiefenpsychologischen Dimension der Volksmärchen

Um sich die heilende Kraft der Märchen vor Augen zu führen, nähern wir uns jetzt schreibend einem weniger bekannten Grimm'schen Märchen an, dem Märchen *Hans mein Igel.* Es geht darum, ausgehend von Schlüsselwörtern aus dem Märchen und eigenen Assoziationen einen persönlichen Märchentext zu verfassen. Im Anschluss vergleichen Sie Ihren Text mit dem Original der Brüder Grimm und erfahren Hintergründe zur tiefenpsychologischen Dimension der Märchen nach Erich Fromm und Bruno Bettelheim.

Übung: Annäherung an *Hans mein Igel* – die Stachelhaut abstreifen

Akrostichon

- Legen Sie jeweils ein Akrostichon zu drei Schlüsselbegriffen des Märchens an:
  Stacheln, ausgestoßen, Weg.
- Schreiben Sie dazu die Begriffe links auf einem Blatt untereinander, und assoziieren Sie zu jedem Buchstaben mindestens einen Begriff, der mit diesem Buchstaben beginnt (vgl. S. 140).

Einen märchenhaften Text verfassen

- Wählen Sie aus den drei Akrosticha sechs Wörter aus, die Ihnen am besten gefallen.
- Wählen Sie dann eins der folgenden Zitate aus dem Märchen *Hans mein Igel* aus, und schreiben Sie einen Text, der die sechs Schlüsselbegriffe der Akrosticha sowie das Märchenzitat enthält.

Zitate aus dem Märchen Hans mein Igel

- … als sie das Kind sah, erschrak sie und sprach: »Siehst du, du hast uns verwünscht!«
- So lag er da hinter dem Ofen acht Jahre, und sein Vater war ihn müde und dachte, wenn er nur stürbe; aber er starb nicht, sondern blieb da liegen.
- Da war der Vater froh, dass er ihn loswerden sollte …
- Wenn er aber auf dem Baum saß, blies er seinen Dudelsack und machte Musik, die war sehr schön.
- Wie ihn nun die Königstochter sah, war sie erschrocken, weil er doch gar zu wunderlich aussah …
- Er aber sprach, sie sollte sich nicht fürchten, es geschähe ihr kein Leid …
- … da war er erlöst und lag im Bett als ein normaler Mensch, aber er war kohlschwarz wie gebrannt.
- Wie etliche Jahre herum waren, fuhr er mit seiner Gemahlin zu seinem Vater und sagte, er wäre sein Sohn; der Vater aber sprach, er hätte keinen …

Wie ist es Ihnen ergangen? Welche Bilder sind in Ihrem Märchen entstanden? Welche Wendungen hat das Schicksal Ihrer Hauptfiguren genommen?

Vergleichen Sie nun Ihren Text mit dem Original der Brüder Grimm. Überlegen Sie, welche Wachstumsprozesse in den beiden Märchen in symbolischer Art dargestellt werden.

Hans mein Igel[64]

Es war einmal ein Bauer, der hatte viel Geld und Gut, aber so reich er auch war, so fehlte doch etwas an seinem Glück: Er hatte mit seiner Frau keine Kinder; öfters, wenn er mit den anderen Bauern in die Stadt ging, spotteten sie über ihn und fragten, warum er keine Kinder hätte. Da ward er zornig, und als er nach Hause kam, sprach er: »Ich will ein Kind haben, und sollt's ein Igel sein!« Da kriegte seine Frau ein Kind, das war oben ein Igel und unten ein Junge, und als sie das Kind sah, erschrak sie und sprach: »Siehst du, du hast uns verwünscht!« Da sprach der Mann: »Was kann das alles helfen, getauft muß der Junge werden, aber wir können keinen Gevatter dazu nehmen.« Die Frau sprach: »Wir können ihn auch nicht anders taufen als Hans mein Igel.« Als er getauft war, sagte der Pfarrer: »Der kann wegen seiner Stacheln in kein ordentliches Bett kommen.« Da wurde hinter dem Ofen ein wenig Stroh zurechtgemacht und Hans mein Igel darauf gelegt. Er konnte auch an der Mutter nicht trinken, denn er hätte sie mit seinen Stacheln gestochen. So lag er da hinter dem Ofen acht Jahre, und sein Vater war ihn müde und dachte, wenn er nur stürbe; aber er starb nicht, sondern blieb da liegen. Nun trug es sich zu, daß in der Stadt ein Markt war, und der Bauer wollte hingehen, da fragte er seine Frau, was er ihr sollte mitbringen. »Ein wenig Fleisch und ein paar Wecke, was zum Haushalt gehört«, sprach sie. Darauf fragte er die Magd, die wollte ein Paar Toffeln und Zwickelstrümpfe. Endlich sagte er auch: »Hans mein Igel, was willst du denn haben?« – »Väterchen«, sprach er, »bring mir doch einen Dudelsack mit!« Wie nun der Bauer wieder nach Hause kam, gab er der Frau, was er ihr gekauft hatte, Fleisch und Wecke, dann gab er der Magd die Toffeln und die Zwickelstrümpfe, endlich ging er hinter den Ofen und gab dem Hans mein Igel den Dudelsack. Und als Hans mein Igel den Dudelsack hatte, sprach er: »Väterchen, geht doch vor die Schmiede und laßt mir meinen Gockelhahn beschlagen, dann will ich fortreiten und will nimmermehr wiederkommen.« Da war der Vater froh, daß er ihn loswerden sollte, und ließ ihm den Hahn beschlagen, und als er fertig war, setzte sich Hans mein Igel darauf, ritt fort, nahm auch Schweine und Esel mit, die wollte er draußen im Walde hüten. Im Wald aber mußte der Hahn mit ihm auf einen hohen Baum fliegen, da saß er und hütete die Esel und Schweine und saß lange Jahre, bis die Herde ganz groß war, und wußte sein Vater nichts von ihm. Wenn er aber auf dem Baum saß, blies er seinen Dudelsack und machte Musik, die war sehr schön. Einmal kam ein König vorbeigefahren, der hatte sich verirrt, und hörte die Musik. Da verwunderte er sich darüber und schickte seinen Diener hin, er sollte sich einmal umgucken, wo die Musik herkäme. Er guckte sich um, sah aber nichts als ein kleines Tier auf dem Baum oben sitzen, das war wie ein Gockelhahn, auf dem ein Igel saß, und der machte die Musik. Da sprach der König zum Bedienten, er sollte fragen, warum er dasäße und ob er nicht wüßte, wo der Weg in sein Königreich ginge. Da stieg Hans mein Igel vom Baum und sprach, er wollte den Weg zeigen, wenn der König ihm wollte verschreiben und versprechen, was ihm zuerst begegnete am königlichen Hofe, sobald er nach Haus käme. Da dachte der König: Das kann ich leicht tun, Hans mein Igel versteht's doch nicht, und ich kann schreiben, was ich will. Da nahm der König Feder und Tinte und schrieb etwas auf, und als es geschehen war, zeigte ihm Hans mein Igel den Weg, und er kam glücklich nach Haus. Seine Tochter aber, wie sie ihn von weitem sah, war so voll Freuden, daß sie ihm entgegenlief und ihn küßte. Da gedachte er an Hans mein Igel und erzählte ihr, wie es ihm ergangen wäre und daß er einem wunderlichen Tiere hätte verschreiben sollen, was ihm daheim zuerst begegnen würde, und das Tier hätte auf einem Hahn wie auf einem Pferd gesessen und schöne Musik gemacht; er hätte aber geschrieben, es sollt's nicht haben, denn Hans mein Igel könnt es doch nicht lesen. Darüber war die Prinzessin froh und sagte, das wäre gut, denn sie wäre doch nimmermehr hingegangen.

Hans mein Igel aber hütete die Esel und Schweine, war immer lustig, saß auf dem Baum und blies auf seinem Dudelsack. Nun geschah es, daß ein anderer König gefahren kam mit seinen Bedienten und Läufern, und hatte sich verirrt und wußte nicht, wieder nach Haus zu kommen, weil der Wald so groß war. Da hörte er gleichfalls die schöne Musik von weitem und sprach zu seinem Läufer, was das wohl wäre, er sollte einmal zusehen. Da ging der Läufer hin unter den Baum und sah den Gockelhahn sitzen und Hans mein Igel oben drauf. Der Läufer fragte ihn, was er da oben vorhätte. »Ich hüte meine Esel und Schweine; aber was ist Euer Begehren?« Der Läufer sagte, sie hätten sich verirrt und könnten nicht wieder ins Königreich, ob er ihnen den Weg nicht zeigen wollte. Da stieg Hans mein Igel vom Baum herunter und sagte zu dem alten König, er wolle ihm den Weg zeigen, wenn er ihm zu eigen geben wollte, was ihm zu Haus vor seinem königlichen Schlosse als erstes begegnen würde. Der König sagte ja und unterschrieb dem Hans mein Igel, er sollte es haben. Als das geschehen war, ritt er auf dem Gockelhahn voraus und zeigte ihm den Weg, und gelangte der König glücklich wieder in sein Reich. Wie er auf den Hof kam, war große Freude darüber. Nun hatte er eine einzige Tochter, die war sehr schön, lief ihm entgegen, fiel ihm um den Hals und küßte ihn und freute sich, daß ihr alter Vater wiederkam. Sie fragte ihn auch, wo er so lange in der Welt gewesen wäre; da erzählte er ihr, er hätte sich verirrt und wäre beinahe gar nicht wiedergekommen, aber als er durch einen großen Wald gefahren wäre, hätte einer, halb wie ein Igel, halb wie ein Mensch, rittlings auf einem Hahn in einem hohen Baum gesessen und schöne Musik gemacht, der hätte ihm fortgeholfen und den Weg gezeigt, er aber hätte ihm dafür versprochen, was ihm am königlichen Hofe zuerst begegnete, und das wäre sie, und das täte ihm nun so leid. Da versprach sie ihm aber, sie wollte gerne mit ihm gehen, wann er käme, ihrem alten Vater zuliebe.

Hans mein Igel aber hütete seine Schweine, und die Schweine bekamen wieder Schweine und wurden so viel, daß der ganze Wald voll war. Da wollte Hans mein Igel nicht länger im Walde leben und ließ seinem Vater sagen, sie sollten alle Ställe im Dorf räumen, denn er käme mit einer so großen Herde, daß jeder schlachten könnte, der nur schlachten wollte. Da war sein Vater betrübt, als er das hörte, denn er dachte, Hans mein Igel wäre schon längst gestorben. Hans mein Igel aber setzte sich auf seinen Gockelhahn, trieb die Schweine vor sich hin ins Dorf und ließ schlachten. Hu! da war ein Gemetzel und ein Hacken, daß man's zwei Stunden weit hören konnte. Danach sagte Hans mein Igel: »Väterchen, laßt mir meinen Gockelhahn noch einmal vor der Schmiede beschlagen, dann reit ich fort und komme mein Lebtag nicht wieder.« Da ließ der Vater den Gockelhahn beschlagen und war froh, daß Hans mein Igel nicht wiederkommen wollte.

Hans mein Igel ritt fort in das erste Königreich. Da hatte der König befohlen, wenn einer käme auf einem Hahn geritten, und hätte einen Dudelsack bei sich, dann sollten alle auf ihn schießen, hauen und stechen, damit er nicht ins Schloß käme. Als nun Hans mein Igel dahergeritten kam, drangen sie mit Bajonetten auf ihn ein, aber er gab dem

Hahn die Sporen, flog auf, über das Tor hin vor des Königs Fenster, ließ sich da nieder und rief ihm zu, er sollt ihm geben, was er versprochen hätte, sonst so wollt er ihm und seiner Tochter das Leben nehmen. Da gab der König seiner Tochter gute Worte, sie möchte zu ihm hinausgehen, damit sie ihm und sich das Leben rettete. Da zog sie sich weiß an, und ihr Vater gab ihr einen Wagen mit sechs Pferden und herrliche Bediente, Geld und Gut. Sie setzte sich hinein, und Hans mein Igel mit seinem Hahn und Dudelsack neben sie, dann nahmen sie Abschied und zogen fort, und der König dachte, er kriegte sie nicht wieder zu sehen. Es ging aber anders, als er dachte, denn als sie ein Stück Weges von der Stadt waren, da zog Hans mein Igel der Königstochter die schönen Kleider aus und stach sie mit seiner Igelhaut, bis sie ganz blutig war, und sagte: »Das ist der Lohn für eure Falschheit, geh hin, ich will dich nicht«, und jagte sie damit nach Haus, und war sie beschimpft ihr Lebtag.

Hans mein Igel aber ritt weiter auf seinem Gockelhahn und mit seinem Dudelsack nach dem zweiten Königreich, wo er dem König auch den Weg gezeigt hatte. Der aber hatte bestellt, wenn einer käme, wie Hans mein Igel, sollten sie das Gewehr präsentieren, ihn frei hereinführen, Vivat! rufen und ihn ins königliche Schloß bringen. Wie ihn nun die Königstochter sah, war sie erschrocken, weil er doch gar zu wunderlich aussah; sie dachte aber, es wäre nicht anders, sie hätte es ihrem Vater versprochen. Da ward Hans mein Igel von ihr willkommen geheißen und mit ihr vermählt, und er mußte mit an die königliche Tafel gehen und sie setzte sich zu seiner Seite, und sie aßen und tranken. Wie's nun Abend war und sie schlafen gehen wollten, da fürchtete sie sich sehr vor seinen Stacheln. Er aber sprach, sie sollte sich nicht fürchten, es geschähe ihr kein Leid, und sagte zu dem alten König, er sollte vier Mann bestellen, die sollten vor der Kammertür wachen und ein großes Feuer anmachen, und wann er in die Kammer ginge und sich ins Bett legen wollte, würde er aus seiner Igelhaut herauskriechen und sie vor dem Bett liegen lassen. Dann sollten die Männer hurtig herbeispringen und sie ins Feuer werfen, auch dabeibleiben, bis sie vom Feuer verzehrt wäre. Wie die Glocke nun elfe schlug, da ging er in die Kammer, streifte die Igelhaut ab und ließ sie vor dem Bette liegen. Da kamen die Männer, holten sie geschwind und warfen sie ins Feuer, und als sie das Feuer verzehrt hatte, da war er erlöst und lag im Bett als ein normaler Mensch, aber er war kohlschwarz wie gebrannt. Der König schickte nach seinem Arzt, der wusch ihn mit guten Salben und balsamierte ihn, da ward er weiß und war ein schöner, junger Herr. Als das die Königstochter sah, war sie froh, und am anderen Morgen standen sie mit Freuden auf, aßen und tranken, und nun wurde die Vermählung erst recht gefeiert, und Hans mein Igel bekam das Königreich vom alten König.

Wie etliche Jahre herum waren, fuhr er mit seiner Gemahlin zu seinem Vater und sagte, er wäre sein Sohn; der Vater aber sprach, er hätte keinen, er hätte nur einen gehabt, der wäre aber wie ein Igel mit Stacheln geboren worden und wäre in die Welt gegangen. Da gab er sich aber zu erkennen und der alte Vater freute sich sehr und ging sodann mit ihm in sein Königreich.

Wie können wir nun Märchen wie *Hans mein Igel* tiefenpsychologisch deuten? Betrachten wir zunächst den Weg des Helden, sein Ringen um den Sinn des Lebens und die Wachstumserfahrungen, die er macht.

Hans gelingt es, trotz seiner Behinderung und des ihm wenig liebvoll zugetanen Elternhauses, die Grenzen seiner eigenen Existenz zu überschreiten und einen bedeutenden Beitrag zum Leben zu leisten, auch für andere. Sein Weg vom Ausgestoßenen zum Herrscher über ein eigenes Königreich gibt Hoffnung, dass auch der Schwächste es im Leben zu etwas bringen kann.

Hans schafft dieses Kunststück, indem er nicht gegen sein eigenes Schicksal revoltiert, sondern es annimmt und im Rahmen seiner Möglichkeiten das Beste daraus macht: Er spielt Dudelsack, begibt sich freiwillig in Isolation, da er die Ablehnung seines Vaters spürt, hütet im Wald Vieh und trägt damit zum Unterhalt seiner Familie bei. Als sich eine Chance auf Veränderung ergibt, ergreift er sie, sucht aber nur dort menschliche Nähe, wo er – wie bei der zweiten Prinzessin – sicher sein kann, dass er eine echte und befriedigende Bindung eingehen kann: zu einem Menschen, der ihn so akzeptiert, wie er ist. Diese Bindung verhilft ihm wiederum dazu, seine Stachelhaut, seine Schattenseite, abzustreifen und seine menschliche Gestalt wiederzuerlangen; sie ist die Grundlage für sein persönliches Wachstum und sein Lebensglück. Zusammen mit seiner Frau ist er sogar dazu in der Lage, versöhnlich auf seinen Vater, der ihn immer wieder verstoßen hat, zuzugehen.

Die Geschichte des Märchenhelden in *Hans mein Igel* macht deutlich: Märchen zeigen existentielle innere Probleme des Menschen und angemessene Lösungswege auf.[65] Sie vermitteln Botschaften auf bewusster, vorbewusster und unbewusster Ebene und können deshalb entsprechend der jeweiligen Entwicklungsstufe des Lesers oder der Leserin auf einem unterschiedlichen Niveau rezipiert werden – von Kindern ebenso wie von Erwachsenen. Gut und Böse existieren so wie im wirklichen Leben – doch die Märchen zeigen: Das Gute siegt: »Der Kampf gegen die heftigen Schwierigkeiten des Lebens ist unvermeidlich und gehört untrennbar zur menschlichen Existenz, wenn man davor aber nicht zurückschreckt, sondern den unerwarteten und oft ungerechten Bedrängnissen standhaft gegenübertritt, überwindet man alle Hindernisse und geht schließlich als Sieger aus dem Kampf hervor.«[66]

Welcher Sprache bedienen sich die Märchen? Es ist eine universale Symbolsprache, die innere Erfahrungen, Gefühle und Gedanken so ausdrückt, als ob es sich um sinnliche Wahrnehmungen und Ereignisse der Außenwelt handeln würde.[67] Ganz deutlich wird dies beispielsweise an Hans' Stachelhaut: Sie ist ein vielschichtiges Symbol, das viele mögliche Deutungen zulässt.

Es ist auch wichtig zu wissen, dass im Märchen eine andere Logik als die des Alltags vorherrscht: Nicht Zeit und Raum, sondern Intensität und Assoziation sind bestimmend. So ist es von einer konventionellen Logik her betrachtet unmöglich, dass Hans auf einem Gockel über eine Schlossmauer fliegt, um die ihm versprochene Königstocher zu treffen, doch aus dem Blickwinkel der inneren Erfahrung verdeutlicht dieses Bild überaus anschaulich, dass sein fester Wille und seine Entschlusskraft einfach jedes Hindernis überwinden. Solche sprachlichen Bilder wirken deshalb so intensiv auf die Leserinnen und Leser, da sie die Sprache des Unbewussten sprechen. Märchen regen Phantasie und Tagträume an, integrieren dadurch die unterschiedlichen Anteile einer Persönlichkeit und können heilende Wachstumsprozesse in Gang setzen.

Im Zauberkreis der Phantasie – Märchen zu Lebensthemen

Nutzen wir zum Abschluss unserer Beschäftigung mit Märchen ihre innere Symbolsprache, um ein eigenes Lebensmärchen zu verfassen. Diese Schreibübung ist wesentlich umfangreicher als die übrigen Aufgaben dieses Buches; sie eignet sich gut dafür, die bisherigen (Schreib-)Erfahrungen literarisch zu bündeln.

Übung: Als das Wünschen noch geholfen hat – mein Lebensmärchen

- Welches Lebensthema ist für Sie bestimmend? Auf welche existentiellen Lebensfragen würden Sie gern einen neuen Blick werfen? Machen Sie sich eine Liste und wählen Sie ein Thema aus.

- Suchen Sie einen Helden oder eine Heldin als Hauptfigur für Ihr Märchen. Stellen Sie sich diese Person möglichst anschaulich vor: Wie heißt sie? Wie alt ist sie? In welchen Lebensumständen lebt sie? Was sind ihre Vorlieben und Probleme? Legen Sie einen Cluster zu Ihrer Hauptfigur an.
- Überlegen Sie jetzt den groben Ablauf Ihrer Geschichte: Jedes Märchen beginnt mit einer Beschreibung der Ausgangslage: Wir lernen Ort, Zeit und Personen kennen sowie das Grundproblem, von dem das Märchen handelt. Anschließend begibt sich die Hauptperson auf die Suche nach einer Problemlösung. Auf dieser Suche müssen diverse Prüfungen bestanden werden, um schließlich die Geschichte zu einem guten Ende zu führen – was natürlich gelingt, auch wenn es zwischendurch nicht immer danach aussieht.
- Machen Sie sich zu allen drei Stationen – der Ausgangslage, der Suche und der Lösung – Notizen in Form einer Mind-Map; so, wie Sie es im Kapitel »Sich an Körper und Seele gesünder schreiben« kennengelernt haben.
- Schreiben Sie nun Ihr Märchen. Ihre Geschichte kann in einer unbestimmten Märchenzeit oder aber auch als modernes Märchen in der Gegenwart spielen. In beiden Fällen können Sie auf ein ganzes Arsenal von Märchenelementen zurückgreifen. Hier nur eine kleine Auswahl zur Anregung:
  - Helfer: magische Gegenstände, Feen, weise alte Menschen, sprechende Tiere …
  - Gegenspieler: Hexen, Zauberer, wilde bzw. hinterlistige Tiere wie Drachen, Wölfe …
  - magische Orte: Höhle, Schloss, Turm, Wald, Hütte, Berg, Fluss, Mühle, See …
  - Märchensprache: formelhafte Wendungen (»Es war einmal …«, »Und so lebten sie glücklich …«)
  - Zahlensymbolik (drei Prüfungen, sieben Berge und sieben Zwerge …)

Vielleicht bietet sich ja gerade dieser Text dafür an, ihn vorzulesen, zu erzählen und mit anderen zu teilen? Vielleicht gibt Ihnen das gemeinsame Schreiben in einer Gruppe, der Austausch über die entstandenen Texte einen neuen Impuls, der die bisher gemachten Erfahrungen festigen und vertiefen kann?

Mein Leben als Roman

Ein neuer Entwurf der Lebensgeschichte

Mithilfe der bisherigen Schreibübungen haben Sie sich in verschiedene Aspekte Ihres Lebens vertieft und sich zentrale Themen sowie Schlüsselszenen Ihres Lebens vor Augen geführt. Dabei haben Sie sicher einige Ihnen unbekannte Seiten Ihrer Biografie kennengelernt, etwas von der Macht unbewusster Kräfte erfahren und manche Situationen aus einer anderen Perspektive betrachtet. Franz Kafka hat in seinen Briefen geschrieben – und dies gilt sicher nicht nur für ein ganzes Buch, sondern auch für kürzere Texte: »Ein Buch muß die Axt sein für das gefrorene Meer in uns.«[68] Wir hoffen, dass das Schreiben Ihr Lebensgefühl und Ihre Lebendigkeit gestärkt und das Meer in Ihnen in Bewegung gebracht hat.

Nun, zum Abschluss unserer Unternehmung, die heilende Kraft des Schreibens kennenzulernen, ist es wichtig und vielleicht auch an der Zeit, aus den vielen Teilen ein Ganzes zu bilden. Aus vielen der bisher verfassten kleinen Textminiaturen und kurzen Erzählungen können Sie einen größeren Text bilden: Ihren »Lebensroman«. Diese Arbeit kann besonders Freude machen und das Selbstbewusstsein stärken, da der Blick auf die eigene Lebensgeschichte, auf ihre problematischen Seiten wie auch ihre Kraftquellen, jetzt aus einer weiteren, verständnisvolleren und vielleicht auch wärmeren Perspektive geschieht.

Allerdings ist der nun folgende Schreibprozess auch anspruchsvoller. Er dauert länger und kann Sie, wenn Sie möchten, auch noch nach der Lektüre dieses Buches begleiten.

Dieser Prozess vollzieht sich in drei Schritten: Zuerst schreiben wir eine Zusammenfassung unseres Lebensromans, sozusagen als »Abstract« auf zwei Seiten. Dabei vergegenwärtigen wir uns die zentralen Ereignisse, Gefühle, Gedanken und Lebensthemen mithilfe eines Clusters. Im Anschluss daran erstellen wir mithilfe einer Phantasiereise eine Art Kapitelübersicht über unseren Lebensroman. In einem dritten Schritt können wir uns dann an das Thema Autobiografie wagen und mit dem Schreiben des Lebensromans selbst beginnen.

Übung: Der Roman meines Lebens – Zusammenfassung auf zwei Seiten

- Sehen Sie zunächst Ihr Schreibbuch durch. Notieren Sie sich die wichtigsten Sätze aus Ihren Texten, die Sie im Entwurf Ihrer Lebensgeschichte vielleicht verwenden könnten.

- Versuchen Sie dann, eine Schreibperspektive für Ihre Lebensgeschichte zu finden sowie einen roten Faden, der die wichtigsten Ereignisse zusammenhält. Zu diesem Zweck bilden Sie einen Einstiegscluster:

Meine Lebensgeschichte

- Assoziieren Sie die wichtigsten Ereignisse Ihres Lebens, die wichtigsten Gefühle und Gedanken, die Ihnen einfallen, und schreiben Sie sie – einander zugeordnet und in eine Reihenfolge gebracht – auf.
- Finden Sie für Ihr Leben eine Überschrift: den Titel für Ihren Lebensroman.
- Damit Sie nun die einzelnen Bausteine Ihres Lebens zusammensetzen können, bilden Sie für jeden zentralen Punkt Ihres Lebens einen Extracluster. Assoziieren Sie, bis Sie den Umschalteffekt erreichen, und schreiben Sie dann Ihren Teiltext. Sie sollten dabei aus folgenden möglichen Extraclustern auswählen:

Kindheit – Eltern – Jugend – Liebe – In den Mühlen der Macht – Gesundheit – Träume

- Montieren Sie die Teiltexte zu einem ganzen Text, und erweitern Sie ihn nach Belieben mit den Notizen, die Sie sich am Anfang dieser Übung gemacht haben.
- Falls Sie ein Bildarchiv von sich selbst oder ein Traumtagebuch angelegt haben, können Sie es bei dieser Übung zur Abrundung des Textes oder zur Unterstützung der Assoziationen heranziehen.
- Versuchen Sie so ehrlich wie möglich zu sein. Gern können Sie Bilder und Metaphern benutzen, die Ihnen Schutz gewähren. Oder schreiben Sie in der Er-Form, so als ob ein Freund über Sie schreiben würde.
- Der Text soll nicht länger als zwei Seiten sein.

Vergleichen Sie nun diesen Text mit der ersten Fassung Ihrer Lebensgeschichte, die Sie in Kapitel 3 geschrieben haben (vgl. die Übung »Clusterin zum ICH«, S. 64). Stellen Sie fest, wo die Unterschiede liegen, und zwar sowohl inhaltlicher als auch formaler Art. Machen Sie sich bewusst, was Sie Neues über sich gelernt haben. Sie werden merken: »Schreiben ist Entdeckung unseres Selbst, ist Selbstanalyse.«[69]

Den Lebensroman weiterschreiben

Wir wollen nun den zweiten und dritten Schritt machen und einen Überblick über unser gesamtes Leben bekommen. Bündeln wir die Erkenntnisse über uns selbst, die wir in den vorausgegangenen Kapiteln gesammelt haben, und verfassen wir unseren Lebensroman! Wir haben uns einschneidende lebensgeschichtliche Ereignisse vergegenwärtigt, Höhepunkte und Krisen bestimmt sowie den Einfluss von familiären Bindungen und zeitgeschichtlichen Ereignissen thematisiert – jetzt wollen wir zum Schluss zu einem Gesamtbild gelangen.

Damit dieses ambitionierte Projekt gelingt, wenden wir uns zur Einstimmung mithilfe einer kleinen Phantasiereise zurück in die Vergangenheit und erstellen zunächst – dies ist Schritt zwei – eine »Kapitelübersicht« über unser Leben.

Übung: Phantasiereise ins eigene Leben

- Setzen Sie sich bequem hin, wenden Sie sich nach innen, schließen Sie, wenn Sie mögen, die Augen und konzentrieren Sie sich einen Moment nur auf Ihre Atmung.
- Wenn Sie eine entspannte Grundhaltung gefunden haben, dann lassen Sie Ihr Leben Revue passieren: Gehen Sie gedanklich rückwärts; denken Sie an wichtige Ereignisse des letzten Jahres, an die Jahrtausendwende, das Jahrzehnt davor, eventuell weitere Jahrzehnte davor bis in Ihre Jugend und Ihre Kindheit. Stellen Sie sich die großen Kapitel Ihres Lebens als inneren Film vor.
- Lassen Sie innere Bilder entstehen und versuchen Sie, sich die Situationen so anschaulich wie möglich ins Gedächtnis zu rufen. Achten Sie darauf, was Sie sehen, was Sie empfinden, welche Geräusche und Gerüche vielleicht auftauchen.
- Anschließend gehen Sie denselben Weg gedanklich wieder zurück bis in die Gegenwart. Spüren Sie Ihren Körper, Ihren Atem, recken Sie sich, um die Entspannung wieder abzuschütteln, und fangen Sie sofort an, die Kapitel aufzulisten.

Kapitel	Titel
1. Kapitel	
2. Kapitel	
3. Kapitel	
4. Kapitel	
5. Kapitel	
6. Kapitel	
7. Kapitel	
8. Kapitel	
…	

Jetzt haben Sie einen guten Einstieg in das große Thema »Autobiografie« gemacht und besitzen eine klare Gliederung für Ihr Vorgehen bzw. bereits eine fertige Kapitelübersicht. Sie können das Autobiografie-Projekt also zu jedem beliebigen Zeitpunkt wieder aufnehmen und vertiefen, z. B. indem Sie:

- zu einzelnen Kapiteln jeweils einen Cluster-Text verfassen,
- einzelne Geschichten, die Sie schon geschrieben haben, in das jeweilige Kapitel einfügen,
- zu einer Angelegenheit, die Sie bewegt hat oder aktuell bewegt, ein Gedicht verfassen und diesem Kapitel zuordnen.

Ihre Kapitelübersicht kann ein Raster bilden, das Ihnen hilft, sich zwischen verschiedenen Lebensphasen, Erinnerungen, neuen Fragestellungen, die die Beschäftigung mit Ihrer Biografie in Ihnen vielleicht aufwirft, so frei zu bewegen, wie es Ihrem inneren Prozess, dem je aktuellen Fluss der Gefühle, Gedanken und Erfahrungen, gerade entspricht.

Und sollten Sie durch aktuelle Lebensereignisse an eine Phase oder ein Motiv von früher erinnert werden und den Impuls verspüren, sich dem Damals noch einmal zuzuwenden, um auf einer früheren Erfahrung aufzubauen – heute etwas ähnlich zu machen oder umgekehrt ganz anders als früher zu bewältigen –, dann können Sie wiederum einen neuen Text, eine Reflexion, einen liebevollen Brief an Ihr damaliges jüngeres Selbst schreiben und dem betreffenden Kapitel hinzufügen. So wird der Roman Ihres Lebens organisch wachsen, ganz im Einklang mit Ihrer je aktuellen Entwicklung und Ihren neuen Erfahrungen. Ihre Perspektive kann weiter werden und dabei doch auf einer grundlegenden Ordnung aufbauen, die Sie nicht einengen muss. Im Laufe der Zeit werden womöglich weitere Kapitel entstehen, verbunden und verwurzelt in all dem, was Sie nun bereits mitbringen, fühlen und immer neu auch reflektieren können.

Immer wieder sehe ich ihn anders, meinen Lebensroman, wird mir ein anderer Aspekt wichtig, und jeden kann ich auch einfügen. Mein Roman wächst wahrscheinlich nicht nur nach vorn, sondern auch nach rückwärts – lebenslang. Und das Schöne ist, ich kann zuordnen, was mir einfällt. Jeder Gedanke, der mir zu meinem Leben wichtig ist, darf, wenn ich es will, zum Gedicht oder zur Geschichte werden, und er hat seinen Platz in einem der Kapitel …
Milena, 52 Jahre, Schreibgruppen-Leiterin

Wir wünschen Ihnen für Ihre weitere Schreibreise alles Gute – und falls Sie uns daran teilnehmen lassen möchten, freuen wir uns auch über Post!

Anhang

Anmerkungen

1 Sie war so nett, uns zu gestatten, ihn für dieses Buch einzusetzen. Der Text ist einer von vielen, die tagtäglich in B. Schulte-Steinickes psychotherapeutischer Praxis geschrieben oder – von zu Hause als Reflexion der Therapiesitzungen mitgebracht – vorgelesen werden.
2 Augustinus (1982), S. 8.
3 Rousseau (1961), S. 4.
4 Droste-Hülshoff (1988), S. 32.
5 Wolf (1976), S. 9.
6 Vgl. Werder / Schulte-Steinicke (2010), S. 9.
7 Koch/Keßler (1998), S. 9f.
8 Freud (1969), S. 125–136.
9 Zitiert in: Jones (1984), S. 409.
10 Zitiert in: ebd., S. 374.
11 Freud (1966a).
12 Vgl. Freud (1966b), S. 31–125.
13 Ebd., S. 178.
14 Vgl. Werder (2002), S.12f.
15 Jung (1972), S. 76.
16 Ammann (1984), S. 21.
17 Adler (1920), S. 119.
18 Ders. (1979), S. 17.
19 Ders. (1982), S. 73.
20 Karen Horney, zitiert in: Rubins (1980), S. 231.
21 Horney (1984), S. 76.
22 Ebd., S. 191.
23 Ebd., S. 192.
24 Vgl. Petzold (2003), S. 28.
25 Harrower (1972); Leedy (1969); Lerner (1980).
26 Rico (1984); dies. (1999).
27 Walling (1997): S. 1, übersetzt von B. Schulte-Steinicke.
28 Proust (2011).
29 Kafka (1975), S.11.
30 Schweitzer (1959), S. 35.
31 Vgl. Stock (1999), S. 37.
32 Vgl. Keiner/Macé/Theobald (2000), S. 20.
33 Rilke (1982), S. 55f.

34 Trakl (1962), S. 190.
35 Rilke (1996a), S. 258.
36 Lasker-Schüler (1959), S. 169.
37 Benn (1960), S. 8.
38 Lotz (1976), S. 124.
39 Enzensberger (1962), S. 38.
40 Theobaldy (1976), S. 44.
41 Rasp (1981), S. 44.
42 Vgl. Watzlawick (1983).
43 Grochowiak (1999), S. 73.
44 Bandler/Grinder (1990), S. 116.
45 Sontag (1978).
46 Aus: Bernhard (2006), S. 27–31.
47 Thomas (1976), S. 102.
48 Vgl. Erikson (1973), S. 55–123.
49 Vgl. Dilts (1993), S. 16.
50 Peter M. Senge, zitiert nach Garing (2007), S. 83.
51 Horney (1974), S. 121.
52 Freud (1966b).
53 Dorst (2007), S. 74.
54 Vgl. Riedel (1997).
55 Vgl. Kast (2009), S. 61ff., S. 123ff.
56 Vgl. Jung (1971), §§ 202–406.
57 Rilke (1996b), S. 199.
58 Jung (1971), §§ 202–406.
59 Die drei folgenden Gedichte hat ein Krebskranker kurz vor seinem Tod verfasst. Sie stammen aus: Petzold/Orth (2005), S. 278ff.
60 Ebd.
61 Ebd.
62 Aus: Werder (1990), S. 277.
63 Aus: Ders. (1995), S. 279.
64 Brüder Grimm: Kinder- und Hausmärchen 108.
65 Vgl. Bettelheim (1993).
66 Ebd., S. 14.
67 Vgl. Fromm (1980), S. 17ff.
68 Kafka (1958), S. 28.
69 Frederike Frey, Hamburger Schriftstellerin, auf der ersten deutschen Tagung für Poesie- und Bibliotherapie im Mai 1985 in der Fritz-Perls-Akademie in Hückeswagen.

Literatur

Adler, A. (1920): Praxis und Theorie der Individualpsychologie. Bergmann, München.

Adler, A. (1979): Das Leben gestalten. S. Fischer, Frankfurt am Main.

Adler, A. (1982): Psychotherapie und Erziehung. Bd. 2. S. Fischer, Frankfurt am Main.

Ammann, A.N. (1984): Aktive Imagination. Darstellung einer Methode. Walter, Olten.

Bandler, R. / Grinder, J. (1990): Metasprache und Psychotherapie. Struktur der Magie I. 6. Aufl. Jungfermann, Paderborn.

Bettelheim, B. (1993): Kinder brauchen Märchen. dtv, München.

Dilts, R. (1993): Die Veränderung von Glaubenssystemen. NLP-Glaubensarbeit. Junfermann, Paderborn.

Dorst, B. (2007): Therapeutisches Arbeiten mit Symbolen. Wege in die innere Bilderwelt. Kohlhammer, Stuttgart.

Erikson, E.H. (1973): Identität und Lebenszyklus. Suhrkamp, Frankfurt am Main.

Freud, S. (1966a): Gesammelte Werke Bd. 2: Die Traumdeutung. S. Fischer, Frankfurt am Main.

Freud, S. (1966b): Gesammelte Werke Bd. 7: Der Wahn und die Träume in W. Jensens »Gravida«. S. Fischer, Frankfurt am Main.

Freud, S. (1969): Gesammelte Werke Bd. 10: Erinnern, Wiederholen, Durcharbeiten. S. Fischer, Frankfurt am Main.

Fromm, E. (1980): Märchen, Mythen, Träume. DVA, München.

Garing, F. (2007): Organisationsentwicklung als Lernprozess von Menschen und Systemen. 4. Aufl. Beltz, Weinheim.

Grochowiak, K. (1999): Das NLP-Masterhandbuch. Jungfermann, Paderborn.

Harrower, M. (1972): The Therapy of Poetry. C.C. Thomas, Springfield.

Heimes, S. (2010): Künstlerische Therapien. Vandenhoek & Ruprecht, Göttingen.

Heimes, S. (2011): State of Poetry Therapy Research (Review). In: The Arts in Psychotherapy. Vol. 38, Feb. 2011, S. 1–8.

Horney (1974): Selbstanalyse. S. Fischer, Frankfurt am Main.

Jones, E. (1984): Sigmund Freud. Leben und Werk. Bd. 1: Die Entwicklung zur Persönlichkeit und die großen Entdeckungen 1856–1900. dtv, München.

Jung, C.G. (1971): Die Beziehungen zwischen dem Ich und dem Unbewußten. In: Gesammelte Werke Bd. 7: Zwei Schriften über Analytische Psychologie. Hg von M. Niehus-Jung / L. Hurwitz-Eisner / F. Riklin / L. Zander. Walter, Olten / Freiburg im Breisgau, §§ 202–406.

Jung, C.G. (1972): Briefe. Bd. 2: 1946–1955. Hg. von A. Jaffé in Zusammenarbeit mit G. Adler, London. Walter, Olten / Freiburg im Breisgau.

Kast, V. (2009): Träume. Die geheimnisvolle Sprache des Unbewussten. 5. Aufl. Patmos, Düsseldorf.

Keiner, T./Macé, M./Theobald, E. (2000): Das autobiografische Gedächtnis: Wir sind, woran wir uns erinnern. In: Psychologie Heute. 27. Jg., H. 3, S. 20–26.
Koch, H. / Keßler, N. (Hg.) (1998): Schreiben und Lesen in psychischen Krisen. Gespräche zwischen Wissenschaft und Praxis. Paranus, Bonn.
Leedy, J. (1969): Poetry Therapy. Lippincott, Philadelphia.
Lerner, E. (1980): Poetry in the Therapeutic Experience. Pergamon Press, New York.
Petzold, H. (2003): Lebensgeschichten erzählen. Biografiearbeit, narrative Therapie, Identität. Junfermann, Paderborn.
Petzold, H. / Orth, I. (2005): Poesie und Therapie. Über die Heilkraft der Sprache. Junfermann, Paderborn.
Rico, G. (1984): Garantiert schreiben lernen. Rowohlt, Reinbek bei Hamburg.
Rico, G. (1999): Von der Seele schreiben. Junfermann, Paderborn.
Riedel, I. (1997): Träume. Wegweiser in neue Lebensphasen. 2. Aufl. Kreuz, Stuttgart.
Rubins, J. L. (1980): Karen Horney. Eine Biographie. Kindler, München.
Schulte-Steinicke, B. (1993): Meditation als Schreibhilfe. Schibri, Berlin.
Schulte-Steinicke, B. (1997): Autogenes Training und kreatives Schreiben. Schibri, Berlin.
Schulte-Steinicke, B. (2000): Bilder werden Worte. Schibri, Berlin.
Sontag, S.(1978): Krankheit als Metapher. Hanser, München/Wien.
Stock, U. (1999): Ich erinnere mich. In: DIE ZEIT, 7.10.1999, S. 37.
Thomas, K. (1976): Selbstanalyse. Die heilende Biographie, ihre Abfassung und Auswirkung. 2. Aufl. Thieme, Stuttgart.
Watzlawick, P. (1983): Anleitung zum Unglücklichsein. Piper, München.
Werder, L. von (1986): … triffst du nur das Zauberwort. Beltz-PVU, München/Weinheim.
Werder, L. von (1990): Lehrbuch des kreativen Schreibens. Ifk Verlag, Berlin.
Werder, L. von (1995): Erfolg im Beruf durch kreatives Schreiben. Schibri, Berlin.
Werder, L. von (Hg.) (1997): Schreibstörungen: Ihre Pädagogik und Therapie. Schibri, Berlin.
Werder, L. von (2001): Lehrbuch des Kreativen Schreibens. Schibri, Berlin.
Werder, L. von (2002): Brainwriting & Co. Schibri, Berlin.
Werder, L. von (2010): Die Welt romantisieren. Wie schreibe ich meine eigene Mythologie. Schibri, Berlin.
Werder, L. von/Schulte-Steinicke, B. (2010): Schreiben von Tag zu Tag. Wie das Tagebuch zum kreativen Begleiter wird. 3. Aufl. Walter, Mannheim.
Werder, L. von/Schulte-Steinicke, B./Schulte, B. (2001): Weg mit Schreibstörungen und Lesestress. Schneider, Hohengehren.

Verwendete Gedichte und Prosa-Auszüge

Augustinus, A. (1982): Bekenntnisse. dtv, München.
Benn, G. (1960): Mutter. In: Ders.: Gedichte. Limes, Wiesbaden, S. 24.

Bernhard, B. (2006): Der Eindringling. In: J.-F. Huffmann (Hg.) (2006): Multiple Sklerose – Schock und Chance. Eine Dokumentation des Literaturwettbewerbs »Krankheitsbewältigung durch Schreiben«. Hg. von der DMSG und dem Frieling-Verlag Berlin. Frieling, Berlin, S. 27–31.

Brüder Grimm: Kinder- und Hausmärchen 108. Aus: Projekt Gutenberg: http://gutenberg.spiegel.de/buch/754/244 (Zugriff 29.8.2011).

Droste-Hülshoff, A. von (1988): Am Turme. In: Sämtliche Gedichte. Insel, Frankfurt am Main, S. 32.

Enzensberger, H.M. (1962): Erinnerungen an die Schrecken der Jugend. In: Ders.: Verteidigung der Wölfe. Suhrkamp, Frankfurt am Main, S. 38.

Kafka, F. (1975): Brief an den Vater. S. Fischer, Frankfurt am Main.

Kafka, F. (1958): Brief an Oskar Pollak, 27. Januar 1904. In: F. Kafka: Briefe 1902–1924. S. Fischer, Frankfurt am Main, S. 28.

Lasker-Schüler, E. (1959): Meine Mutter. In: Dies.: Gedichte 1902–1943. Kösel, München, S. 169.

Lotz, E.W. (1976): Aufbruch der Jugend. In: P. Rühmkorf (Hg.): 131 expressionistische Gedichte. Wagenbach, Berlin, S. 124.

Proust, M. (2011): Auf der Suche nach der verlorenen Zeit. Werke. Frankfurter Ausgabe. 7 Bände in Kassette. Hg. von L. Keller. Suhrkamp, Frankfurt am Main.

Rasp, R. (1981): Eine kühle Romanze. In: Dies.: Junges Deutschland. Gedichte. Heyne, München, S. 45.

Rilke, R.M. (1982): Aufzeichnungen des Malte Laurids Brigge. Insel, Frankfurt am Main.

Rilke, R.M. (1996a): Das Stundenbuch. In: Ders.: Die Gedichte. 8. Aufl. Insel, Frankfurt am Main, S. 195–312.

Rilke, R.M. (1996b): Die Gedichte. 8. Aufl. Insel, Frankfurt am Main, S. 199.

Rousseau, J.-J. (1961): Bekenntnisse. S. Fischer, Frankfurt am Main.

Schweitzer, A. (1959): Selbstzeugnisse. Aus meiner Kindheit und Jugendzeit. Zwischen Wasser und Urwald. Briefe aus Lambarene. C. H. Beck, München.

Theobaldy, J. (1976): Irgendetwas. In: Ders.: Zweiter Klasse. Rotbuch, Berlin, S. 44.

Trakl, G. (1962): Offenbarung und Untergang, 1914. In: G. Trakl: Die Dichtungen. O. Müller, Salzburg, S. 190.

Walling, D. (1997): Still Here. In: R. Sim: Reminiscence: Social and Creative Activities with Older People in Care. Winslow Press, Bicester, S. 1 (übersetzt von B. Schulte-Steinicke).

Wolf, C. (1976): Kindheitsmuster. Luchterhand, Berlin.

Zitatnachweis

Trotz gründlicher Recherche ist es uns nicht gelungen, alle Rechteinhaber ausfindig zu machen. Honoraransprüche bleiben bestehen.

19 Aus: Christa Wolf, Kindheitsmuster. © Suhrkamp Verlag Frankfurt am Main 2007.

31 Aus: Jack L. Rubins, Karen Horney. Sanfte Rebellin der Psychoanalyse. Biographie. Kindler-Verlag München 1980, S. 241.

71 Else Lasker-Schüler, Meine Mutter. Aus: dies., Die Gedichte 1902–1943. Hg. von Friedhelm Kemp. © Suhrkamp Verlag Frankfurt am Main 1997.

71 Gottfried Benn, Mutter. Aus: Gottfried Benn, Sämtliche Gedichte. © Klett-Cotta, Stuttgart 1998.

76f. Hans Magnus Enzensberger, erinnerungen an die schrecken der jugend. Aus: ders., Verteidigung der Wölfe. © Suhrkamp Verlag Frankfurt am Main 1959.

80f. Jürgen Theobaldy, Irgendetwas. © Jürgen Theobaldy.

81f. Renate Rasp, Eine kühle Romanze. Aus: dies., Junges Deutschland. Gedichte. © 1978 Carl Hanser Verlag München.

94f. Aus: Birgit Bernhard, Der Eindringling. © Copyright by Birgit Bernhard, München.

121f. Aus: Karen Horney, Selbstanalyse. © Klotz Verlag GmbH in der Sich Verlagsgruppe, Eschborn/Frankfurt am Main.